LIBERATION *from*
ADDICTION

LIBERATION *from* ADDICTION

CESAR A. FABIANI, MD.,

D.L.F.A.P.A., MEDICAL DIRECTOR-APM

Library of Congress Control Number: 2013908783
ISBN: Hardcover   978-1-4836-3027-4
                     Softcover   978-1-4836-3026-7
                     Ebook   978-1-4836-3028-1

This book was printed in the United States of America.

Rev. date: 06/08/2013

To order additional copies of this book, contact:
Xlibris Corporation
1-888-795-4274
www.Xlibris.com
Orders@Xlibris.com
110421

To my patients. To whom I owe my inspiration.
Without it, this book could not have been written.

Statue of Liberty

On the cover, the Statue of Liberty[1] (Liberty Enlightening the World) is a colossal sculpture on Liberty Island in New York Harbor, designed by Frederic Bartholdi and dedicated on October 28, 1886. The statue, a gift to the United States from the people of France, is a robed female figure representing Libertas, the Roman goddess of freedom, who bears a torch and a tablet evoking the law upon which is inscribed the date of the American Declaration of Independence, July 4, 1776. The statue is an icon of freedom.

Chained Prometheus

On the cover also is Prometheus,[2] a Titan, who is credited with the creation of man from clay and the theft of fire for human use. The consequence of the theft was punishment by being sentenced to eternal torment for his transgression. He was bound to a rock, where each day an eagle, the emblem of Zeus (King of the Olympian gods), was sent to feed on his liver, which would grow back to be eaten again the next day. In this scenario, Prometheus's suffering can be equated to the lack of freedom from addiction with its negative consequences.

CONTENTS

ACKNOWLEDGMENTS

I WANT TO express my sincere appreciation to Dr. Robert Clark, my good friend and American colleague, who wisely has helped me in editing the English version of this book.

I would also like to express my many thanks to Eng. Alvaro Riveros Tejada. He is a close friend and my elementary school classmate. Thanks to his patience, eloquence, and elegant writing style, this book has been translated into correct Castilian.

INTRODUCTION

I WILL BEGIN with some historical and clinical considerations of alcohol, cocaine, and opiates and then review the concept of stigma and the important issue of shattering stigma, which is the first step in ensuring the proper treatment of addicted patients. I shall then illustrate with Eugene O'Neill's masterpiece, *Long Day's Journey into Night*, how different this scenario could be if the concept of stigma to addiction was absent. Next, I will update the pharmacological treatment of three addictions: alcohol, cocaine and associated stimulants, and opiates. I will continue with Portugal's new drug law, which decriminalizes drug possession, and will end with the film *Flight*, which embraces the concept of freedom from addiction.

HISTORICAL AND CLINICAL CONSIDERATIONS

I WILL BEGIN with some historical and clinical considerations, briefly over alcoholism and with more detail, due to its novelty or our lack of knowledge, about coca chewing, cocaine smoking disorders, and opiates.

Alcohol Historical Considerations

Alcohol is the most common psychoactive substance after nicotine and caffeine. It has been with humans for at least 9,000 years.

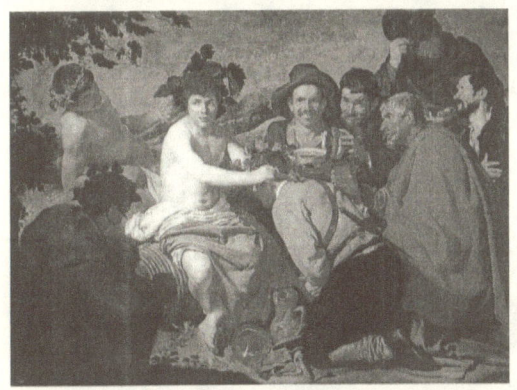

The Triumph of Bacchus is a 1629 painting by Diego Velazquez (courtesy of Wikipedia, the free encyclopedia). It illustrates the blessing of alcohol on the left side of the picture, God who rewards men with wine. On the right side is the curse of drunkards.

An example of its beneficial effect in moderate amounts—not more than one glass of wine for women or two for men (or its beer or liquor equivalent—is it can protect humans from cerebrovascular accidents since it increases good cholesterol (HDL). Alcohol is also well-known as a "social lubricant."

Freedom from addiction means no stigma. You can put all your efforts into becoming someone inspiring and productive for society. This simple statement is easier said than done. But it can be done. The biopsychosocial model[3] when applied to the treatment and prevention of addictions is the answer. The following example illustrates it. Dr. Bob Smith,[4] a surgeon who, on June 10, 1935, after experiencing a *spiritual awakening,* founded Alcoholics Anonymous with Bill Wilson, a stockbroker in Akron, Ohio. Their spiritual awakening experience must have some neurochemical explanation. This awakening causes brain changes in the pleasure center of the brain: the medial prefrontal cortex, the nucleus accumbens and the ventral tegmentum. Neuroimaging[5] of individuals healing from addiction show increased neural activity (oxytocin interaction with dopaminergic cerebral receptors) in the insula cingulate cortex, anterior cingulate, caudate nucleus and putamen, hippocampus, amygdala, prefrontal cortex, prefrontal parietal, and temporal cortices, which respond to fun, hope, faith, trust, and love! Dr. Smith's example has been spread all over our planet, helping millions to stay sober from alcohol. A classmate of Dr. Smith, Professor Watson, says, "A great reformer of himself and others, we feel proud to have had as our classmate, Dr. Robert Hoolbrook Smith. His influence has been spread all over our planet."[6]

BRAIN REWARD CIRCUITRY

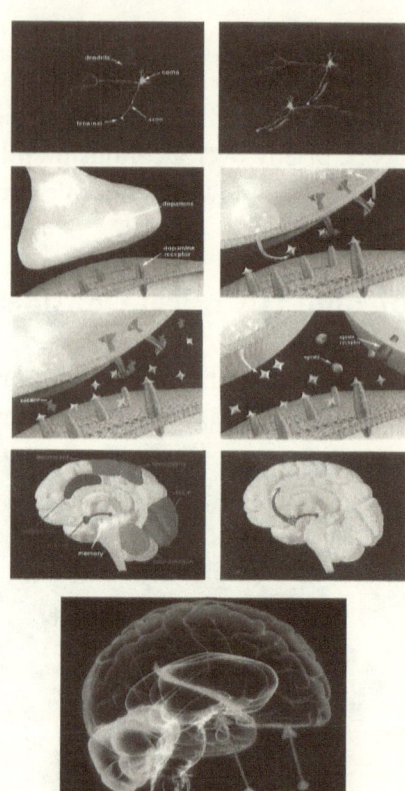

The term "alcoholism" was first used in 1849 by the Swedish physician Magnus Huss.[7]

In this country the first to describe alcoholism as a disease was the pioneer of American psychiatry.

> Benjamin Rush (property of the author). He, in 1785, published a book, *An Inquiry into the Effects of Ardent Spirits upon the Human Body and Mind.*[8] On a thermometer he described the most common medical complications of alcohol addiction and their cure.

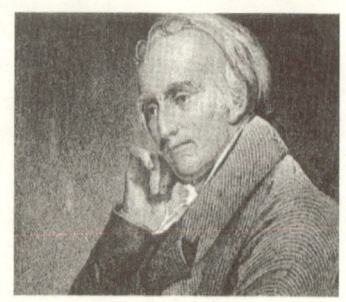

However, in the United States, the modern concept of alcoholism as a disease goes back to

> E. M. Jellinek (property of the author), who in 1942 wrote a book, *Alcohol Addiction and Chronic Alcoholism*, which may have influenced the American Medical Association to recognize alcoholism as a disease in 1956, although not officially until 1968. However, Jellinek's classic book[9] was published in 1960, *The Disease Concept of Alcoholism*. Despite Jellinek's questionable credentials as a doctor 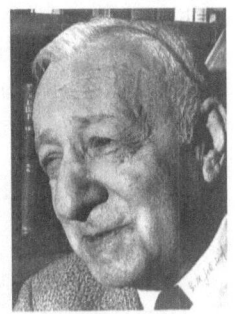 of science from the University of Leipzig, he was the real pioneer of alcoholism. He was born in New York, the son of Hungarian immigrants. He was a polyglot and spoke nine languages fluently and could communicate in four others.

Another classic book on alcoholism is *The Natural History of Alcoholism Revisited*, published by

> Dr. Robert E. Vaillant in 1995.[10] it describes two multidecade studies of the lives of 600 American males, nonalcoholics at the outset, focusing on their lifelong drinking behaviors. By following the men from youth to old age it was possible to chart their drinking patterns and what factors may have contributed to alcoholism. It was "a genuine revolution in the field of alcoholism research."

These three alcoholism pioneers have contributed, with their scientific work, to shatter the stigma against alcoholism.

Also the new DSM5[11] (The last edition of the Diagnostic and Statistical Manual of the APA no longer include "dependence" and "abuse" instead "Substance-Related and Addictive Disorders") corroborate that addiction is a disease and should help us shatter the stigma. This concept is embraced in my diagnosis of addiction[12] when the three Cs of symptoms are present:

- Compulsion or the repeated use of a substance, in this case alcohol.
- Control—loss of it while drinking alcohol.

- Consequences or continued drinking despite negative *biopsychological* consequences. The biopsychosocial model applied to addiction is illustrated in my addiction definition[13]: "The self-induction (psychological aspect), in an attempt to correct the genetic lack of certain neurotransmitters in the pleasure centers of the brain (biological aspect), which causes negative social consequences (social aspect)."

Cocaine Historical Considerations

"The trouble with doctors, I find, is that they seldom
admit anything stumps them."
—George Jean Nathan

Another example of a society free from stigma comes from the Bolivian-Peru attitude toward coca chewing. More than four millennia of coca chewing prove it. Why can cocaine, in low dosages, be beneficial for the Peru-Bolivian Indians when chewed or infused in tea but becomes a scourge for the white man when inhaled nasally or smoked?

Here it is very important to state that the exact mode of drug intake is crucial in determining its risk of addiction. The comparison between, coca-leaves chewing and snorting, smoking or intravenous administration of cocaine, is like day and night. By mouth, cocaine reaches the brain in 30-45 minutes, while smoking cocaine reaches the brain in 5-8 seconds.

Between coca and cocaine we can see the two faces of Janus. One good with coca-chewing the other bad with cocaine addiction.

I would like to quote a Bolivian writer, Diaz Villamil,[14] who wrote the Bolivian coca Legend. As the saying goes, a picture is worth a thousand words. I hope we learn from it.

"You shall find the coca leaves on the slopes of the Andes. The juice of the leaves, my sons, will give you strength and relief from pain, hunger, and sadness.

However, if the white uses cocaine he should be cursed with idiocy and insanity."

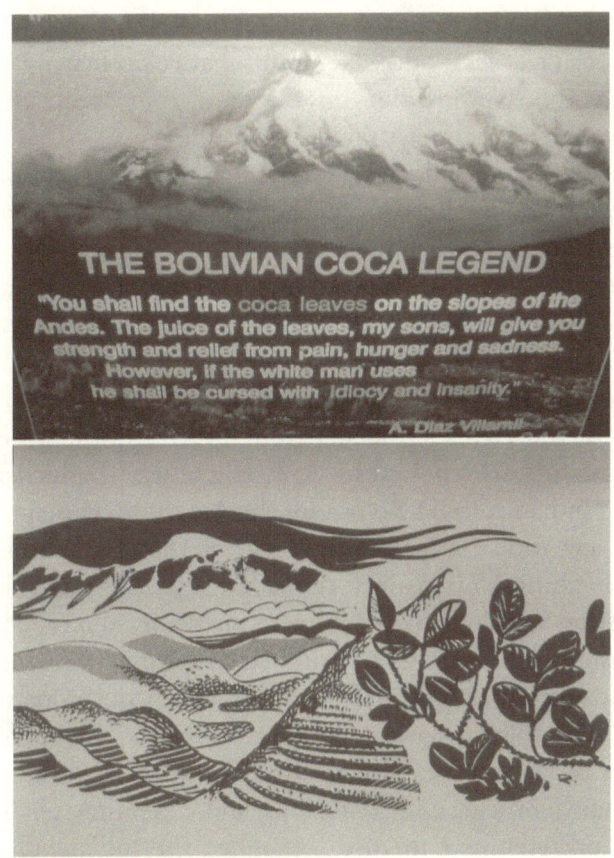

The Bolivian Coca Legend (property of the author)

BOLIVIAN COCA LEGEND

"You shoud find the *coca leaves* on the slopes of the Andes. The juice of the leaves, my sons, will give you strenght and relief from pain, hunger and sadness.

However, if the white man uses *cocaine*, he shall be cursed with Idiocy and

Insanity."

In the last decade. About 4.8 million Americans age 12 and older have tried cocaine at least once. No doubt that coca chewing and cocaine addiction are the opposite sides of the same coin as illustrated in the Bolivian coca legend. This fact should not baffle us.

This legend predicted the devastating effects of cocaine on the Western world. The legend conveys the message of coca-chewing having positive effects for the Peru-Bolivian Indians.

However, the Indians have known for centuries about the only medical use of cocaine—as a local anesthetic. This is the only recognized medical and scientific use of cocaine.

What is not very well-known is that trephination was still being performed by the Aymara Indians from Bolivia until the end of the nineteenth century, as reported by A. F. Bandelier.[15] Bandelier had been investigating Indian ruins in Bolivia for the American Museum of Natural History of New York. He spent a great part of 1895 on Lake Titicaca and its shores. He found 65 trepanned crania out of 1,200. Bandelier reported that trepanation was done by the Aymara medicine men called *kolliris* for mystical reasons against diseases attributed to spiritual influences, such as chronic headaches. Bandelier refers to the anesthetic properties of coca as follows: "The Indians have no anesthetics, properly so called, but the constant use of coca creates insensibility. The plant is always applied by them to wounds, bruises, and contusions, and it certainly tends to deaden the pain, if not eliminate it. In this manner, the Indians unconsciously employ an anesthetic, although they believe only in its healing qualities."

Coca chewing and cocaine addiction are separate sides of the same coin. In order to understand these two ironic aspects of cocaine, the biopsychosocial model must be applied. However, with the tragic Mexican war on drugs, according Alvaro Riveros Tejada,[16] "the governments of Chile, Brazil, and the Catholic Church have expressed their serious concern to the Bolivian government, regarding the transformation of the sacred leaves into a criminal matter coca becomes 'coca nostra.'"

According ruins found in Ecuador, coca leaves are at least 4,000 years old. However, the isolation of the cocaine alkaloid was not achieved until 1855, when the German chemist Friedrich Gaedcke isolated the alkaloid he named "erythroxyline" and published a description of it in the journal *Archiv der Pharmacie*.[17] In 1859 Friedrich Wöhler received from South America a trunk full of coca. He passed on the leaves to Albert Nieman, a PhD student at the University of Göttingen in Germany. He described every step he took to isolate cocaine in his dissertation titled "Über eine

CESAR A. FABIANI, MD

neue organisch Base in den Cocablättern" ("On a New Organic Base in the Coca Leaves"),[18] which was published in 1860. It earned him his PhD and is now in the British library. Nieman named the alkaloid "cocaine" from "coca" (from Quechua *cuca*) + suffix "ine."

Because it's used as a local anesthetic, the suffix "-caine" was later extracted and used to form names of synthetic local anesthetics. The first synthesis and elucidation of the structure of the cocaine molecule was by Richard Willstätter in 1898.

Coca Chewing

Coca chewing is called *acullicu* in Bolivia. Along these lines, I will describe a very important contribution that helps us understand the importance of coca chewing for the Indians. Written by an American and a Bolivian, Carter and Mamani.[19, 20] In their valuable book, which has not been translated into the English language since it was published in Spanish in 1984, when the destructive effects of cocaine addiction were in its apex especially in this country. This book explains to the Westerner the importance for adaptation and survival. In Bolivia, they carried on a very important survey, the only one in its nature. Let me remind the reader that their experiments were with coca chewing, not cocaine addiction. Their survey was conducted among 2,712 farmers and 277 miners. The prevalence of *acullicu* (coca chewing) was 82% among farmers and 88% among miners.

To the question "Why do you chew coca leaves?" 81% stated that it was for working (this was very ingeniously used by the Spaniards conquistadors to exploit the richest silver mountain in the world, the Potosí Mountain), 78% for medicine, 63% against hunger, 55% to stay awake, 55% to socialize, and 44% to tell fortune. One important aspect is its antidepressant effects. Orphans and widows answered, "Due to sadness, I use coca." They had nothing to say about social peer pressure. On the mental health aspects, among miners, they use coca for "El Tio," the imaginary devil owner of the richest portions of a mine. Chewing coca, they have better self-confidence and optimism against the fear of mining in obscure mine corridors. It is also useful to protect them against landslides in the mines. At age 15, the young Aymaras are sent by their parents away from home with "the protection of the sacred leaves of the race. Their leaves will protect them against, hunger, cold, pain, and all kinds of sufferings."

As stated above coca chewing in Bolivia is called *acullicu*, which is the most popular name in the Quechua language. It also means a five-minute rest, similar to our coffee break or the Russian *perekur* (smoking break), and the persons engaged in it are called *acullicadores*. The European perception, due to their ignorance of the Indian culture, is, in general, mistaken and negative. It seems that from the historical point of view, the first European who described coca chewing was Amerigo Vespucci, who mistakenly thought the Indians were chewing tobacco.

In the Westerner culture, the real world is separated from the supernatural or astral. For the Quechua and Aymara Indians, both worlds overlap.

In summary, Carter-Mamani's book is against coca eradication (remember their study was in the eighties). They postulate that it will be like violating human rights: "The millenarian tradition has thought the Peru-Bolivian Indians how to use the coca alkaloids in a constructive way. Nowadays when the international politics are all about human rights, not to allow the descendants of the first inhabitants of the Americas to recognize their rights would be inadmissible . . . All over the world there is no drug that gets close to coca. This is a unique phenomenon indigenous only to Peru-Bolivian Indians. To understand it and establish an adequate and humane political climate constitutes one of the most important challenges of the 20th (and 21st) century."

The unsuccessful attempts to eradicate the coca plantations in South America have had many problems in addition to the above sociocultural aspects. Also the possibility that there is a variety of coca which is resistant to pesticides, the so called Bolivian black coca.[21]

CESAR A. FABIANI, MD

Table 1. Differences between Coca Chewing and Cocaine Addiction

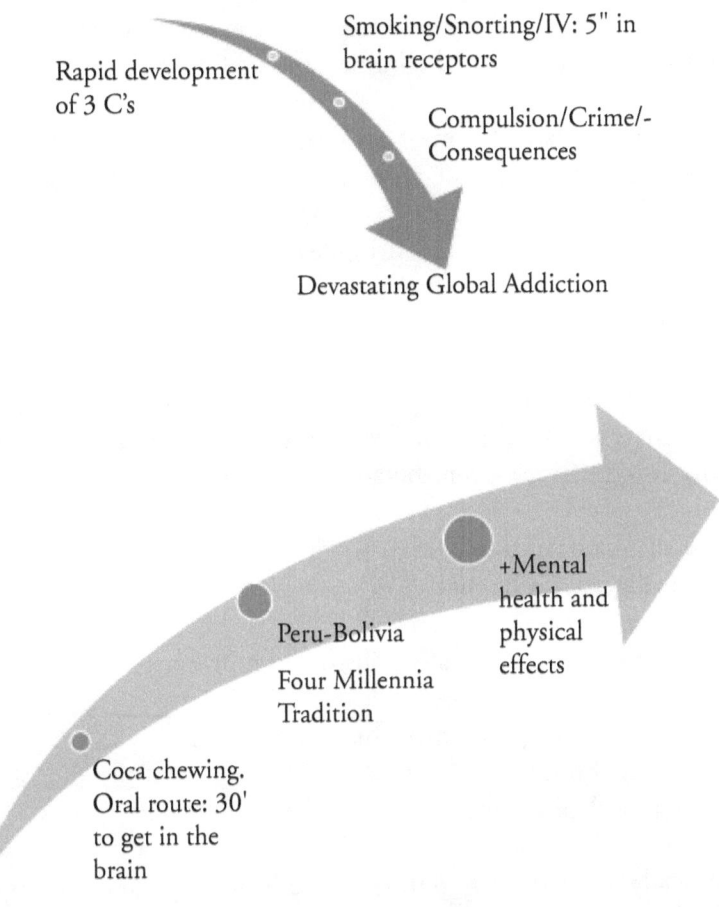

Rapid development of 3 C's

Smoking/Snorting/IV: 5" in brain receptors

Compulsion/Crime/-Consequences

Devastating Global Addiction

Coca chewing. Oral route: 30' to get in the brain

Peru-Bolivia

Four Millennia Tradition

+Mental health and physical effects

COCAINE ADDICTION

Let me reiterate the differentiation The difference between coca chewing and cocaine addiction is as I stated above like comparing day and night. This was clearly stated by David J. Linden, PhD,[22] in an article written on February 2, 2011, referring to a protest staged by hundreds of Bolivian Indians in front of the U.S. embassy in La Paz, Bolivia. The

Bolivian president Evo Morales, a former coca grower, advocated the recognition of coca as a plant of great medicinal, cultural, and religious importance.

In Bolivia, in many hotels, the coca leaves are presented to tourists for their treatment of altitude sickness, in the form of tea or mixed with baking soda. The amount of cocaine extracted may be about 0.5%-1.5% of cocaine.

The cost of a daily ration of coca for an Indian will be ten cents daily. Cocaine in Bolivia may cost around $4,000 per kilo, but in the United States and Europe, it may cost up to $40,000 per kilo. Do the math! And you will see how profitable this drug-dealing business is.

Medicalization

I will refer the reader to the classical Sigmund Freud paper "Uber Coca."[23] In this classic paper, Freud describes very accurately the coca plant; he also describes seven therapeutic cocaine applications:

- a stimulant of the CNS
- for digestive ailments
- for *caquexia*
- for the treatment of alcoholism and morphine addiction (here you may develop a double/triple addiction)
- for the treatment of bronchial asthma
- as an aphrodisiac
- as a local anesthetic

Ironically, only the last one is accurate: its local anesthetic property. "No doubt the local anesthetic properties of cocaine will have important future applications." He let escape through his fingers the opportunity of becoming famous. This was reserved for Dr. Koller. However, Freud correctly described cocaine as a stimulant. He made the mistake of personally using and recommending it for the treatment of alcoholism and cocainism. He was attacked by Erlenmeyer and Louis Lewin, who stated, "It becomes a triple addiction." As a result of these attacks, he discontinued his studies on cocaine and dedicated himself to the establishment of psychoanalysis—not a small merit!

In 1879, Vasssili von Anrep, of the University of Würzburg, demonstrated the analgesic properties of cocaine. Notwithstanding, it was Carl Koller, a German ophthalmologist, who made an infamous experiment in 1884. He experimented upon himself by applying a cocaine solution to his own eye and then pricked it with pins. Dr. Carl Koller, a contemporary of Freud, by serendipity, discovered this property: "On one occasion, Dr. Engel and I compared notes experimenting with cocaine. Engel stated 'how it numbs the tongue,' and Koller answered, 'Yes, everyone who has tried it by mouth has noted the same.' That moment I realized I had in my pocket the medication I was trying to discover for years." His successful experiments led to the scientific discovery that cocaine is an excellent ophthalmological local anesthetic, which he used for ophthalmological surgery. His official presentation was given at the International Society of Ophthalmology in Heidelberg on September 15, 1884. His paper was presented to the Heidelberg Ophthalmological Society, after which he was declared a "mankind benefactor.[24]"

In 1885, William Halsted demonstrated cocaine as nerve-blocking anesthesia.[25]

Popularization

In 1859, an Italian neurologist living in Peru, Paolo Mantegazza, contributed to make coca so popular. He stated, "I prefer to live ten years full of coca than to live a million of centuries without it."[26] In 1863 a chemist from Corcega named Angelo Mariani started to make a wine called Vin Mariani. The export of this wine to the USA (contained 7.2 mg of cocaine per ounce) became an instant success. It was endorsed by Pope Leo XIII, Anatole France, H. G. Wells, Thomas Edison, and Jules Verne. In 1909, Ernest Shackelton took Forced March[27] brand cocaine tablets to Antarctica, as did Captain Scott a year later on his ill-fated journey to the South Pole.[28]

The Bridge Between *Acullicu* and Coca-Cola (Coca-Elixir Lorini)[29]

In Bolivia, Domenico Lorini, an Italian pharmacist, invented the "Coca-Elixir Lorini" in 1868. He sold his patent to Parke-Davis. This company, in 1870, made a cough syrup that became quite popular in the USA. John Styth Pemberton, who patented Coca-Cola in May 1886, had known that the secret of this syrup's success was cocaine. The initial formula had four ounces of coca leaves per one gallon of water and other ingredients. Lorini's encounter with coca anesthetic properties go back to an incident with the Bolivian president Mariano Melgarejo. In one of his many drunken episodes, Melgarejo had inflicted himself with several wounds. His attendants called Lorini (who had an Italian drugstore in La Paz, Bolivia), as well as a folkloric healer or *yatiri*. This healer mixed coca leaves with ashes, which he wisely applied to Melgarejo's wounds and gave him an impressive relief and, in turn, called Lorini's attention. He started to experiment with coca leaves and invented his elixir.

The world's most popular refreshment drink, Coca-Cola, contained cocaine. It was introduced in the year 1886 by an Atlanta chemist, John Styth Pemberton, who promoted this drink as a panacea. Wanting to compete with Vin Mariani, he took the alcohol out and we got Coca-Cola. Two years later its new owner, Asa G. Chandler, continued promoting this drink as a refreshment until the year 1903, when cocaine was replaced by an "extract of coca leaves," which continue to give Coca-Cola a slightly bitter taste. Since no one knows Coca-Cola's secret formula, the question of what gives Coca-Cola a bitter taste remains an open one.

In this country there are two legal reasons to import coca leaves—one is for the manufacturing of Coca-Cola and the other is for use as a local anesthetic.

All these factors contributed to the first cocaine epidemic in this country at the end of the nineteenth century and the beginning of the twentieth century. This epidemic was moderate, and it was ended with the passing of the Harrison Narcotics Tax Act of 1914. The act itself was not a prohibition on cocaine but to set up a regulatory and licensing regimen.[30] The Harrison Act left manufacturers of cocaine untouched as long as they met certain purity and labeling standards; the quantity of legal cocaine declined very little. Legal cocaine quantities did not decrease until the Jones-Miller Act

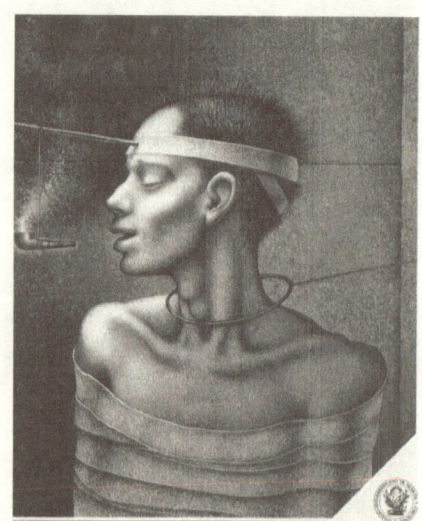

Cocaine smoking disorders
(property of the author)

CESAR A. FABIANI, MD

of 1922, which put serious restrictions on cocaine manufacturers.[31] This first cocaine epidemic was then restricted to musicians and Bohemians as well as writers, such as Sir Arthur Conan Doyle, in the form of cocaine chloral hydrate, most frequently snorted or combined with intravenous heroin, the process of which was called speedballing. The second largest and most important U.S. cocaine epidemic started in the late seventies to early eighties, when freebase and crack smokable cocaine were introduced, which still continues to this very day. The number of admissions to psychiatric hospitals according to NIDA grew from 1.8% in 1977 to 9% in 1983.

By "cocaine smoking disorders" I refer to the use of crack—freebase cocaine (FBC) in the United States and PACO or coca paste in South America.[31]

Table 2. Cocaine smoking disorders

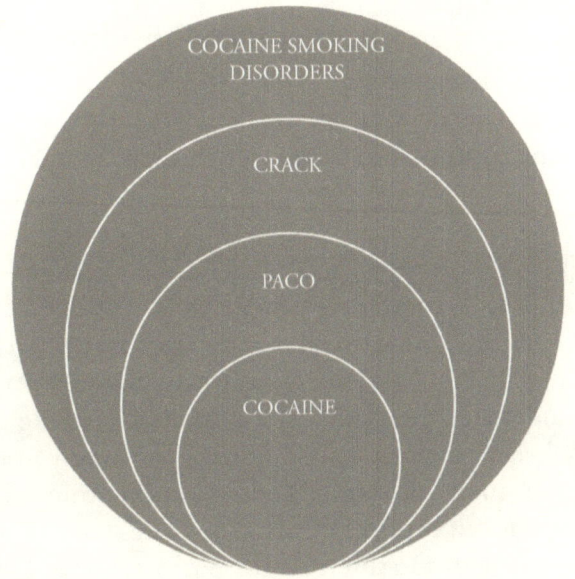

Crack is a lower purity form of freebase cocaine, which is usually produced by neutralization of the cocaine hydrochloride and adding a solution of baking soda and water or ether (ether has caused severe burns such as in the case of Richard Pryor). This mixture is heated with water ("cooking coke"). Let it dry and you obtain yellowish pieces of rock, which are sold in tubes or cans. It is placed in a water pipe and heated with a lighter and then absorbed when smoked.

A spoon containing baking soda, cocaine, and a small amount of water. Used in a "poor-man's" crack-cocaine production

Cooking crack (courtesy of Wikipedia, the free encyclopedia)

Crack is usually administered by vaporization of the powdered substance into smoke, which is then inhaled. The origin of the name "crack" comes from the dilapidated houses with cracks on the walls, where it is usually smoked by the poor.

When cocaine is smoked, it is rapidly absorbed into the bloodstream, in about eight seconds, through the extensive lung tissue, which is equivalent to two tennis courts.

PACO

The name "paco"[32] comes from "paste" and "cocaine." It is common in Argentina, Brazil, Uruguay and Chile. Apparently, a crackdown in Peru and Bolivia in 2007 forced traffickers to move to Argentina. The same can be said about the compulsive nature of smoking crack or coca paste. As a Bolivian patient put it, "There is no way you can stop one after another you smoke all your cigarettes. Until nothing is left out. You became a chain smoker. It is like the devil possesses you."

Among the poor in the slums of Buenos Aires, it is causing a lethal epidemic wave. It cost about ¢50 cents a dose. The use of it underscores a significant shift in both Argentina and its larger neighbor, Brazil, which in just a few years now ranks as the second largest total consumer of cocaine in the world after the USA. Between 2001 and 2005, the use of *paco* in Argentina increased by 200%, with more than 150,000 taking it regularly. It is also the most used drug among the general population in

CESAR A. FABIANI, MD

Brazil, according to a poll. Oxi (abbreviation, from Portuguese *oxidado*) is coca paste originally developed in the Brazilian Amazon forest region. The mixture contains also petrol, kerosene, and quicklime (calcium oxide).

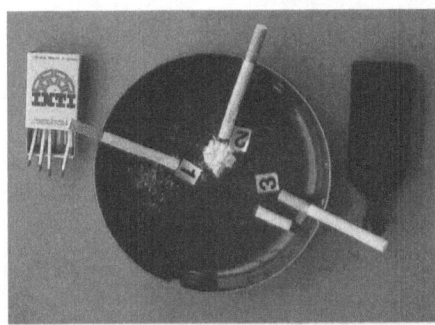

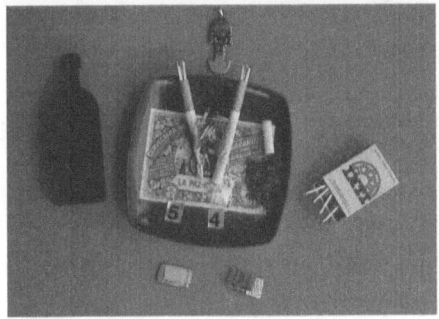

PACO.-(property of the author)

Coca paste is cocaine sulfate. This is an intermediate product before it becomes cocaine chlorhydrate and after baking soda has been added. It contains adulterants, such as kerosene, benzoic acid, and sulfuric acid. It has a texture similar to a cast, which is then converted into a yellowish powder and poured into small packs.

Popular names of these cocaine-containing cigarettes in South America are *pitillos* in Bolivia, *basuco* in Colombia, or *paco* in Buenos Aires, Argentina.

The original coca-paste smoking in Peru involved a five-step ritual for preparing the coca-paste cigarettes, which adds to its compulsive features (property of the author).

The five steps are[33]

- ➢ empty half of the tobacco from a cigarette
- ➢ then fill the emptied cigarette with coca paste and twist around the end of the cigarette
- ➢ remove the filter
- ➢ put broken sticks of matches in one end (the one from which the filter was removed)—the broken sticks ensure a smooth smoking.
- ➢ "roast" the cigarette with the fire of a lit match

Now the cigarettes are ready to be smoked with many toxic adulterants.

The steps in preparing coca-paste cigarettes are similar to the steps taken in "cooking coke" by the ones who freebase it. The only difference between smoking crack and smoking coca paste is that in crack, no nicotine is smoked.

In the case of cocaine smoking one of the first reports regarding coca-paste smoking comes from F. Jeri, MD, of Lima, Peru.[34]

Then at the San Pedro prison in La Paz, Bolivia, Dr. N. Noya, in 1978,[35] and two Bolivian psychiatrists,[36] in 1979, reported the most important observation that all the patients, once they began to smoke, they could not stop until all the supplies were consumed (compulsive use). A withdrawal syndrome was noted and reported as a depressive rebound syndrome. It constitutes one of the first descriptions of cocaine withdrawal. The Bolivian psychiatrists stated, "However, the main symptoms of intoxication disappeared when the smoking was stopped, showing the patients inverse phenomena, such as sensation of slowness of thought, depression, asthenia, adynamia, anorexia, anhedonia, and in some cases a feeling of emptiness and suicidal ideation." I dubbed this syndrome as CAS (Cocaine Abstinence Syndrome [SAC] in Spanish SAC).[37]

Historical Considerations Of Opioids

The medicinal application of opium goes back to at least 7000 BC. The Ebers Papyrus refers to its use in the treatment of colic in children. Opium is the sun-dried milky product from the poppy seed Papaver somniferum,[38] which is a mixture of not less than 20 alkaloids. Sertürner, a German pharmacist, succeeded in isolating morphine in 1803. Opium smoking was brought by Chinese laborers into this country. Many factors lead to the widespread use of opium, which was taken for every conceivable malady. Morphine was also extensively used by the wounded of the U.S. Civil War. This use was facilitated by the development of the hypodermic syringe.

However, in this country no other drug has been subjected to more stigma than opiates. Americans has been exposed to a carefully orchestrated program of government policies that turned the image of the addict "to that one that is threatening and predatory," a program that increasingly relied on criminal sanctions and a punitive approach. In 1955, the New York Academy of Medicine strongly objected to federal regulations that "prohibited physicians from prescribing a narcotic drug." The academy report observed that the early morphine-maintenance clinics were closed because they did not agree with the prevailing philosophy of a punitive approach, the so-called criminal problem, which resulted in more than 10,000 doctors' incarceration. Fortunately, and thanks to methadone, by 1969 there were 2,000 patients enrolled

CESAR A. FABIANI, MD

in methadone-maintenance programs in New York City. The New York Academy of Medicine felt that "no other regimen currently available offers as much to the chronic addict." In 1970 the Bureau of Narcotics and Dangerous Drugs, in a joint statement with the Food and Drug Administration, approved the use of methadone as an investigation drug for "experimental" maintenance programs. The historical assessment of narcotic treatment and withdrawal in this country, with a few and recent exceptions, has been characterized with unbelievable treatments that are more addictive (such as morphine and cocaine) or difficult to break than the one being treated. From belladonna to autohemotherapy and bromide sleep treatments reminiscent of the "new ultrarapid cures" for heroin and recently for Suboxone. This can be very dangerous and are not recommended or needed. I will only review the history of the development of methadone maintenance, and below I will describe buprenorphine. These two medications are examples of serious scientific achievements that should help us shatter the opioid stigma.

Methadone Maintenance

It was originally introduced by Dr. Vincent Dole, a widely respected internist, and Dr. Marie Nyswander, his wife and a psychiatrist with extensive experience in the treatment of heroin addiction. Both observed that the frustrating relapse of patients with heroin addiction was due to persisting and recurring opiate craving. To test this hypothesis they theorized that control of this craving would be an important first step. Two patients were admitted to the Hospital of Rockefeller Institute in 1963. Methadone, which had the benefit of being longer acting, was chosen and orally effective—it "eliminated the mood swings and allowed patients to function normally." Four additional hard-core heroin addicts were admitted, and the same beneficial effects reported. These six patients were studied clinically for the next 15 months. For Doyle and Nyswander, the question was "whether a narcotic medicine, prescribed by physicians as part of a treatment program, could help in the return of addict patients to normal society." The answer has been an absolute yes! Since their initial paper in 1965,[39] this has been replicated over and over. It has prevented patients with heroin addiction to get HIV infection and has dramatically diminished their criminal behavior. Currently there are not less than 200,000 patients in methadone maintenance programs. Dr. Dole and Nyswander were the pioneers of a work that set the stage for an understanding of neurochemistry, opioid receptors, and the true biopsychosocial treatment of heroin addiction. This is a genuine example of how to shatter the stigma against addiction. The indications of methadone maintenance, buprenorphine substitution and naltrexone will be reviewed below. These are three examples of modern and scientific treatments for distinct types of opiate-addicted individuals.

As I stated above, a biological etiology underlying opioid addiction was postulated by Dole and Nyswander in 1964. Dole postulated that opioid receptor dysfunction is a primary etiologic factor. Individuals with a genetic vulnerability to opioid addiction have defects in the genes for the opioid peptides and receptors; however, a combination of opioid system polymorphisms may be necessary and someday be established. A recent study has shown that an increase in BDNF (brain-derived neurotrophic factor) in the ventral tegmental area in rats can cause opiate-naive rats to begin displaying opiate-addicted behavior, including withdrawal and drug-seeking behavior.[40]

Buprenorphine

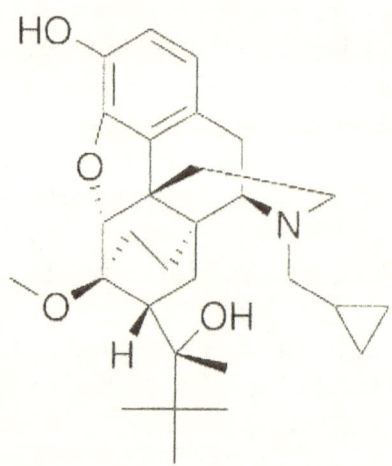

Buprenorphine formula (courtesy of Wikipedia, the free encyclopedia)

History of Buprenorphine

Beginning in 1958 a British company, Reckitt & Colman (now Reckitt Benckiser), with the help of Kenneth Bentley, father of the Bentley compounds, was seeking to form an opioid compound less addictive than morphine. In 1969 Bentley retired; he was succeeded by John Lewis, with Lewis and other team members as the first subjects. Buprenorphine was found in1978 and launched in the UK as an injection to treat severe pain, with a sublingual formulation released in 1982.

The first buprenorphine treatment program for opiate addiction in the United States was founded by Dr. Davis McDowell at Columbia University[41] and reported an 88% success rate with its patients. This is important in our fight against stigma.

Buprenorphine is a semisynthetic partial opioid agonist. It has the strongest affinity for the μ receptor. Buprenorphine displaces heroin if given before 24 hours or methadone if given before 48 hours. Otherwise, it can precipitate a withdrawal syndrome. On high doses more than 2 mg, it is used in addiction medicine. In lower doses, 70-200 μg, Butrans is available to control moderate chronic pain.

Buprenorphine is available in five formulations:

➤ Suboxone and Subotex tamper-proof film. Only version available. (as of 9/25/2012 tablets were discontinued) (Buprenorphine HCL and naloxone in Suboxone) for opioid addiction. Originally as tablets approved by the FDA in October 2002. Listed as schedule III. This was only possible due to the Drug Addiction Treatment Act of 2000, which overturned a series of 1914-1920 Supreme Court rulings that stated that opioid maintenance and detoxification treatments were not a form of medical treatment for opioid addiction. In the United States, a special federal waiver (which can be granted after the completion of an eight-hour course) is required in order to treat outpatients for opioid addiction with Subutex and Suboxone. On December 12, 2006, the U.S. Congress passed additional legislation that increased the patient restrictions (not more than 30 patients per physician) for doctors. It allows physicians with at least one year of clinical experience with buprenorphine to request an additional exemption, which increases the limit to a hundred outpatients, effective as of 12/29/2006 (public law 109-469).

➤ Temgesic (sublingual tablets for moderate to severe pain).

➤ Buprenex (solution for injection, often used for acute pain in primary-care settings).

➤ Butrans (transdermal preparations used for chronic pain).

A novel implantable formulation of buprenorphine (Probuphine, manufactured by Titan Pharmaceuticals, Inc. It comes in four 80 mg implants, lasting 6 months. It requires implant procedures training. It is not yet available in the US) using a polymer matrix sustained-release technology has been developed to offer treatment for opioid addiction while minimizing risks of patient noncompliance and illicit diversion.

The following are clinical indication of buprenorphine maintenance (more than six months) versus just detoxification and initial treatment with it in less than six months.

➢ Severe opiate addiction of more than two years and positive personal and family history for addictions and psychiatric comorbidity.
➢ Severe cravings and withdrawal symptoms with titration buprenorphine dose. Usually the withdrawal from buprenorphine is milder than the one found with full opioid agonists.

Buprenorphine, as off-label opioid, lends itself to some uses for which it has not been approved by the FDA (U.S. Food and Drug Administration). One such use is in palliation of severe pain without neuralgic component or when the neuralgia is otherwise treated, such as with pregabalin. Subutex and Suboxone may be a medication of choice for obstruction of the small bowel, continuous nasogastric suction, esophageal fistula, malignancy of the head and neck, and other causes in which the patient is unable to swallow. Additionally it may be an interesting alternative to sustained-release opioids such as morphine (MS Contin) and oxycodone (Targin).

Further, buprenorphine has some anxiolytic effects; it is also somewhat sleep inducing and may be of particular help when pain leads to sleeplessness. It can also alleviate depression due to pain or when the patient cannot tolerate antidepressants.

Buprenorphine versus Methadone (opioid replacement therapy)

The medical treatment of opioid addiction remains the most strictly regulated area of medicine. For half a century methadone has become one of the most scientifically researched drugs in situ. The track record of opiate replacement therapy has permitted thousands of Americans (and millions more worldwide) to achieve a reduction in the severity of relapses and associated cost to society in terms of criminal activity necessary to obtain money for drugs, which ultimately wind up financing the vast, globally connected drug cartels. In addition, opioid replacement therapy reduces the risk of contracting Hepatitis C and HIV. Not a small achievement in medicine! This allows formerly active addicts to reorient their lives and reintegrate into society as law-abiding citizens.

- Buprenorphine has the advantage over all other opiates that it is a partial agonist. This means it has a ceiling dose of 34 mg, and consequently alone it cannot cause respiratory depression. In France this was translated as a reduction in 80% of cases of opiate overdoses.
- In terms of their drug efficacy, high doses of buprenorphine, 16-32 mg daily, has been found to be superior to methadone, 40-100 mg daily.
- Buprenorphine sublingual film has a long duration of action, which may allow for dosing every two to three days weekly. Compared with the daily (same patients receive it twice daily) dosing required to prevent withdrawal with methadone, buprenorphine has advantages of convenience over methadone.
- It may also have a lower addiction liability than methadone. In other words withdrawal from buprenorphine is less difficult. It is a less restrictive outpatient treatment—attending a doctor's office versus the stigma of attending a methadone clinic. Buprenorphine is also more expensive than methadone, and this seems to add to its better reputation.
- Buprenorphine, as a partial μ-opioid agonist, has been claimed to have a less euphoric effect.
- Suboxone formulation, including naloxone, and the film formulation means less risk of black market diversion than methadone (usually from patients who receive prescription methadone for pain).

Consequently, the practice of using buprenorphine (Subotex or Suboxone) in an inpatient rehabilitation setting for detoxification is increasing rapidly.

Just from buprenorphine you can never kill yourself and OD. Not a small medical accomplishment! Now he or she has replaced the wrong chemical with which they were self-medicating. Buprenorphine is an FDA-approved medication for the treatment of this addiction. What is needed is for society to change its attitude toward addictions, acknowledging that addicts can be converted into positive persons, which means they are free and can be productive, therefore removing the stigma.

Key Points

- Coca chewing is a millenarian tradition, helpful for the physical and mental health of the Peru-Bolivian Indians.
- *In Peru and Bolivia there is no stigma against coca chewing. Consequently, coca chewers or acullicadores do not need treatment.*
- Cocaine-Smoking Disorders: crack in the USA and *paco* in South America are one of the worst cocaine epidemics.
- B. Rush, E. M. Jellinek (who classified alcoholism in four different groups), and Valliant publications on alcoholism are important contributions to fight against alcohol stigma.
- Opioid addiction stigma should be shattered with the proper therapeutic interventions of methadone and buprenorphine maintenance or naltrexone.

CESAR A. FABIANI, MD

LIBERATION FROM STIGMA

"We can eliminate stigma as a global society, we are one step closer to getting people treatment and finding cures."
—Dr. Hussini Manji

T HE MODERN CONCEPT of liberty has its origins in the ancient Greek concept of freedom, which was "to live like one likes without a master." Addiction is related to this in that the term is from the Latin *addicere*,[42] which was applied to the conquered slaves who, being deprived of their freedom, became "addicted to Rome."

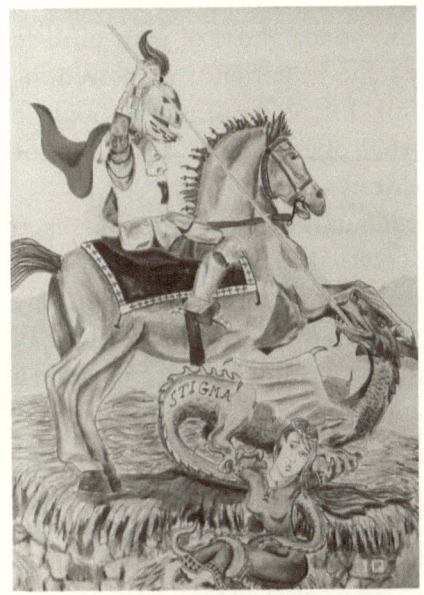

The first step in the treatment of addiction is the liberation from stigma. (courtesy of Brian Panning, the artist)

The Webster's Third International Dictionary[43] defines stigma as

a. archaic: a scar left by a hot iron
b. a mark of shame or discredit: a symptom of a physical or mental disorder (stigmata of degeneration: drug addictions and mental diseases). For example, a hole in the nasal septum is considered a stigma for cocaine addiction.

In this book I will entertain that freedom from addiction stigma is the first step in recovering from this serious chronic brain disease we call addiction.

When we label someone as having an addiction, we may be stigmatizing him or her. It is vital to add something positive, such as, "If you get proper treatment you can turn the bad into good. Put it to good work, all your energy into getting sober, and you will accomplish it." Since most addicted persons have above-average intelligence (it takes lots of brains to survive if you are addicted).

Education is one way to correct the stigma associated with addictions. In this sense I believe that TV has a very important role to play. TV entertains and educates. I was very much pleased to have watched on September 22, 2012, at REELZ channel, a program devoted to issues of drug and alcohol as well as mental health (remember that in the DSM5, addiction is part of mental disorders). This happened at the PRISM awards. This program is sponsored by EIC (Entertainment Industries Counsel Inc.). It was hosted by Dr. Drew Pinsky. On TV they are "Celebrating the Art to Make a Difference." On the series *Castle*, important issues such as PTSD treatment options are given. The importance of talking about trauma and not using street drugs and alcohol recommended. It also encourages sufferers to contact each other at www.MakeTheConnection.com.

Jennifer Morrison in *Bringing Ashley Home* stresses self-medication and prevention of drug and alcohol abuse or the abuse of pain pills. In *Private Practice* Katerina Scorsone shows the importance of preventing drug and alcohol abuse as self-medication. I could continue on and on with many more celluloid productions that offer accurate and scientific information so badly needed by our American audience.

The first step is already taken. Entertain and educate! Also I applaud recent statements like the *Los Angeles Times* (9/23/12) reporting that health-care experts "are pushing for broad recognition of addiction as a disease and more medical approaches to therapy." Also the creation of new resources to get help by Gil Kerlikowski head of the office National Drug Control Policy and President Obama's top advisory on drug policy. Nora Volkow, chief of NIDA, said, "More emphasis on vaccines for cocaine, amphetamines, nicotine that will block the brain response to these drugs." They are all examples of correcting the addiction stigma.

The good news is beginning to show positive results. The CNN (9/25/2012, Benefield) blog *The Chart* reports that the survey "shows a 14% drop in the number of young people aged 18 to 20 who are abusing prescription drugs—from 2 million to 1.7 million last year. This is good news for the nation. The study group is a group of people who enter into the work force and begin college and families."

As a mother of a son who died from addiction puts it,[44] "Our goal is to carve away the ignorance and judgment that has established a deeply ingrained stigma against those who suffer addiction." We will conquer this disease. "Together we can reduce the stranglehold stigma has on respect and services, which, when redirected, can keep our loved ones alive and productive—here and now. This is my personal pledge and promise." I could not agree more with this statement.

Stigma is easier followed by prejudice and discrimination rather than knowledge that this illness has biopsychosocial factors that can be corrected to treat addiction, according Dr. Lehshner, former NIDA director.[45] This is a chronic brain disease. *PET scans and fMRIs have proven that addicted persons have a congenital deficiency in dopamine receptors in the pleasure center of the brain.* Dr. Nora Volkow, current NIDA director and great-granddaughter of Leon Trosky,[46] is the pioneer in demonstrating this fact. Her imaging studies of the brains of persons addicted to drugs have helped to clarify the mechanisms of addiction. Volkow has shown that abnormalities in the prefrontal cortex and the limbic system create a craving which the person who is addicted knows is irrational but cannot help. Dopamine activation in their brains signals the importance of drugs. They have a hard time turning their attention away from drugs. They are caught in a vicious circle of physical brain changes and the psychological and social consequences of those changes. They are not free!

The discrimination against a person who has an addiction is seen even among health professionals. A person who me be on methadone or buprenorphine maintenance may be discriminated against by people who are narrow-minded or have opioid phobia. To them, they still are taking an addictive substance and do not acknowledge that thanks to these medications the person is prevented from getting AIDS or being engaged in further criminal behavior.

Finally, regarding stigma I applaud the nomination of the inaugural Dr. Guislain Award, "Breaking the Chains of Stigma."[47] This call has been issued by Museum Dr. Guislain. The nominations have been judged by an international jury of mental health advocates, including Patrick Kennedy, former member of the U.S. Congress and cochair of One Mind for Research. Kennedy stated, "This award is inspiring and recognizes the need to change the way people think and feel about brain conditions." The award has been presented in Ghent, Belgium with support from Janssen Research and Development Lab. A $50,000 cash award must be used to further enhance the development of the award-winning project or organization. The award was given in Ghent on 10/10/12, World Mental Health Day, during a transatlantic ceremony. The recipient was Bagus Utomo for his tireless work to provide resources about and fight stigma associated with schizophrenia through his organization Komunitas Podelli Skizofrenia Indonesia or KPSI. They provide online information and continued support for patients and families. Since the cash award must be used to further enhance the development of a project, the winner has the opportunity to present these developments next year.

Dr. Josef Guislain was a nineteenth-century pioneer psychiatrist in Belgium. He was the first Belgium psychiatrist to provide scientifically based treatment for mentally ill persons. In 1828 Guislain became head of the psychiatric hospitals of Ghent, for which he wrote a new internal regulation together with Petrus Josef. In this three-volume book, *Lecons Orales Sur Les Phrenopathies*, he further expanded his vision on mental illness. The Museum Dr. Guislain is a fascinating museum with a vast collection about the history of psychiatry, located in Ghent, Belgium.

Key Points

- TV has started to educate the American audience. Scientific education eliminates addiction stigma.
- The brain reward circuitry is the anatomical locus of addiction.
- fMRIs demonstrate a deficiency of dopamine in the brain receptor of addicted persons.
- The Dr. Guislain award against stigma is an example in the fight to shatter stigma.

LONG DAY'S JOURNEY INTO NIGHT

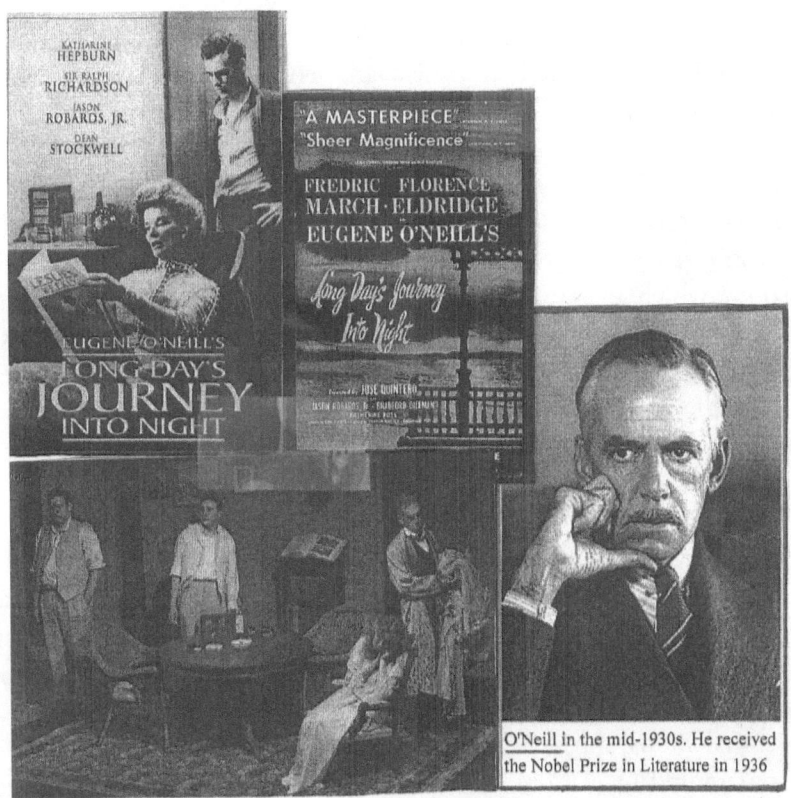

Long Days' Journey into Night (property of the author)

THIS IS THE name of Eugene O'Neill's[48] masterpiece. Upon its completion in 1942, O'Neill sealed a copy of the play and placed it in the document vault of publisher Random House with instructions not publish it until 25 years after his death. However, it was opened before. His third wife, Carlotta Monterey, who became addicted to potassium bromide, transferred the rights of the play to Yale University. All royalties from the sale of the Yale edition of this book go to Yale University for the benefit of the Eugene O'Neill Collection.

The play was first published in 1956, three years after O'Neill's death. The play resembles O'Neill's own life. The events in the play are thus set immediately prior to Eugene going to a sanatorium in 1912 due to suffering from tuberculosis. The location, a summerhouse in Connecticut, corresponds to the family home, Monte Cristo Cottage, in New London, Connecticut. The family corresponds to the O'Neill family, which was Irish American, with the family name changed to "Tyrone." Eugene changed his name to "Edmund." O'Neill's mother, in real life Mary Ellen "Ella" Quinlan, is renamed "Mary Cavan." For this play he posthumously was awarded the Pulitzer Prize in 1957. O'Neill received the Nobel Prize in literature in 1936.

From history it can be established that he had an alcohol addiction.

He had three suicides in his family, two of his brothers and one of his sons, who was addicted to opiates. Eugene O'Neill may have had alcohol addiction, which eventually caused cerebellar degeneration, preventing him from writing and eventually causing his demise in a hotel in Boston as he stated, "Goddam it! I was born in a hotel (New York, Times Square) and I will die in a hotel."[49] Suffering stigma due to a very strict Victorian society, may have inspired his literary drama production. It has been stated that the basis of this play was self-realization. "O'Neill had a deep-felt need to relate and even expunge himself." Let's just remember that the addiction itself, finding yourself slave of alcohol, is suffering enough to produce neurochemical changes that mysteriously may motivate anyone to write about this suffering. If stigma was not a problem, the positive aspects of addiction stressed. Which would have enabled him to achieve and maintain sobriety. He would have requested and received proper and professional biopsychosocial treatment, which would have saved his life and contributed to a more stable family ambiance as well as continued literary contribution.

Let me review some aspects of his masterpiece, stressing the evidence of stigma, familial dysfunction, and addiction to alcohol and opiates.[50]

Long Days' Journey into Night consists of four acts. It is a semiautobiographical representation of himself and his family, his older brother and his parents. The action covers a fateful day from 8:30 a.m. to midnight in August 1912 at the Tyrones' home in the seaside of Connecticut. The theme is addiction and its family dysfunctional effect. The three males are addicted to alcohol and the mother to morphine. The characters through the play accuse, conceal, deny, reproach, regret, and resent their addiction all imbibed in the stigma of addictions. There are short-lived moments of half-sincere attempts to support and console each other. Let's look at the synopsis of this play.

Act I

James Tyrone is the aging actor father, 65 (prophetic coincidence that O'Neill died at age 65?). He wears shabby clothes and speaks with the attributes of a classical actor in the declamatory tradition. His wife, Mary, retains the haggard facial features of a chronic addict. She is restless, anxious, and suffers from insomnia, examples of her comorbidities.

When her younger son, Edmund (Eugene O'Neill), hears her moving around at night and entering the spare bedroom, the room which his mother uses to get high, he worries about the possibility of her relapse. Mary has just returned from treatment from morphine addiction.

She replies, "But I suppose you are remembering I promised before on my word of honor (loss of control and compulsion)." The whole family worries over Edmund's constant coughing and the possibility of him having tuberculosis.

Act II

Jamie and Edmund, brothers, reproach each other about stealing and watering down their father's alcohol. Mary, with irony, alludes to her belief that their father's detachment may be the very reason he has tolerated her addiction for ten years. This frightens Edmund, who is trying to hang on to his belief in normality when faced with two emotional problems at once—the possibility of Mary's relapse and his possible diagnosis of tuberculosis. Finally, Mary unable to tolerate the way Jamie is looking at her, asks him angrily why he is doing it. "You know," he shoots back and tells her to take a look at her glazed eyes in the mirror (painful reality confrontation—to see the stigma of addiction on her face).

Act III

It opens with Mary and Cathleen (the household maid) returning home from a trip to the drugstore, where Mary has sent Cathleen in to purchase her morphine prescription. She shows her arthritic hands to Cathleen and explains that the pain in her hands is why she needs her prescription (rationalization). Mary dozes off under the influence of the morphine (loss of control and use despite negative consequences). Mary awakens and begins to have bitter memories. She also decides that her prayers as a dope fiend are not being heard by the Virgin Mary. Edmund and her husband, James, return home. Although both men are drunk, they both realize that she is back on morphine although Mary attempts to act as if she is not (denial). Jamie, the other son, has not returned home but has elected instead to continue drinking and to visit the local whorehouse. After calling Jamie a "hopeless failure," she continues her remarks, which include blaming Jamie for his drinking, noting that the Irish are notable stupid drunks (social aspects of alcohol addiction). Mary and James try to express their love for one another, when Edmund reveals he has consumption (tuberculosis). Mary refuses to believe it (denial). Edmund reminds her that her own father died of tuberculosis, and then before exiting, he adds how difficult is to have a "dope fiend for a mother." By herself Mary admits that she needs more drugs and hopes that someday she will "accidentally" overdose (loss of control and suicidal fantasies, which point to the severe depressive disorder she is self-medicating). When Cathleen announces dinner, Mary indicates that she is not hungry and is going to lie down. James goes to dinner all alone, knowing that Mary is really going upstairs to get more drugs (loss of control and compulsion to self-medicate).

Act IV

At midnight Edmund comes home to find his father playing solitaire. They hear Jamie coming home drunk, and Edmund leaves to avoid fighting. Jamie passes out (loss of control). When Jamie wakes up, they fight anew. Mary, lost in the past and very high, comes downstairs. Wearing her wedding gown, she kneels and prays, with her husband and sons silently watching her (magical and religious thinking).

In act I we can see Mary's loss of control over using morphine and her imminent relapse. Edmund double denial of both tuberculosis and alcohol addiction.

In act II the loss of control, compulsive nature over alcohol and morphine, plus the severe stigma associated with opioid addiction are illustrated.

In act III Mary's rationalization about using morphine is given, which nobody believes. Also the continued use of morphine despite negative consequences is illustrated. Important social factors, such as the high

CESAR A. FABIANI, MD

prevalence of alcohol addiction among the Irish, is pointed out. Also Mary's suicidal and death fantasy is described.

In act IV the whole family, in a semihopeless way, is waiting for God to help them.

If the family had been effectively treated with a biopsychosocial model, the author may have retitled the play, *Long Night's Journey into Daylight*, because the positive aspects of treating addiction would have been pointed out. Without stigma all the family members would have been illuminated and properly treated. Consequently they would have asked for and received proper treatment. The family would have been described as victorious, caring, loving, successful, and productive to society.

Key Points

- The play *Long Day's Journey into Night* is an example of addiction stigma and its family dysfunctional effects.
- Without stigma, O'Neill's family would have been properly treated. The play could have been retitled Long Night's Journey into Daylight, emphasizing the positive aspects of proper addiction treatment.

ADDICTION TO ALCOHOL

"The Nemesis through which Nature exacts retributive justice for the transgression of her laws . . . he has fallen away to the worship of strange gods, Baal or Ashtoreth, or worse still, Bacchus."
—Sir William Osler

THE MOST COMMON substance of addiction in patients presenting for treatment is alcohol. The World Health Organization estimates that about 140 million people throughout the world suffer from alcohol addiction.[51] In the United States and Western Europe, 10%-20% of men and 5%-10% of women at some point in their lives will meet the criteria for alcoholism. All economic costs in the United States in 2006 have been estimated at $ 223.5 billion to describe the systematic adverse effects of alcohol.[52]

I shall review the psychopharmacological treatment of this addiction.

Pharmacology

Ethanol or alcohol is a two-carbon molecule that does not bind to specific brain receptors. Nevertheless, alcohol affects the major systems of neurotransmitters. Alcohol affects all these systems by modifying the composition and functioning of neuronal membranes and the neurotransmitter and neuromodulators that are embedded in those membranes.

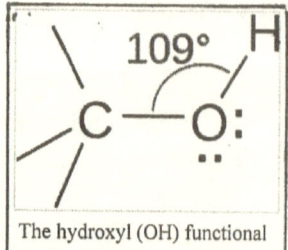

The hydroxyl (OH) functional group with bond angle, in a generic alcohol molecule

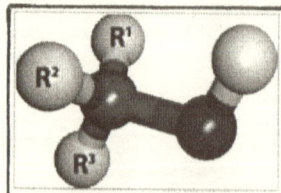

Ball-and-stick model of the hydroxyl (OH) functional group in an alcohol molecule. The three "R's" stand for carbon substituents or hydrogen atoms. This is the same as the space-filling model below

Alcohol formula
(courtesy of Wikipedia, the free encyclopedia)

Pharmacokinetics of Alcohol

Alcohol is absorbed from both the stomach and the duodenum. Food dilutes the alcohol concentration in the stomach, slowing absorption and decreasing the subjective effects of alcohol. That is way to prevent alcohol intoxication, ingesting food "Zakusky" while drinking vodka is encouraged by Russians. Ethanol distributes rapidly. Shortly after ingestion, the ethanol concentration in the brain is higher than the venous concentration. Approximately 5%-10% of ethanol is excreted in the breath and the urine. The blood to breath ratio of ethanol is 2,000 to 1. This ratio provides the basis for the use of breath alcohol measurements. The limit of 0.010 mg/dl is the legal basis for determining UDS above which is a + DUS.

Table 3. Metabolism of Alcohol

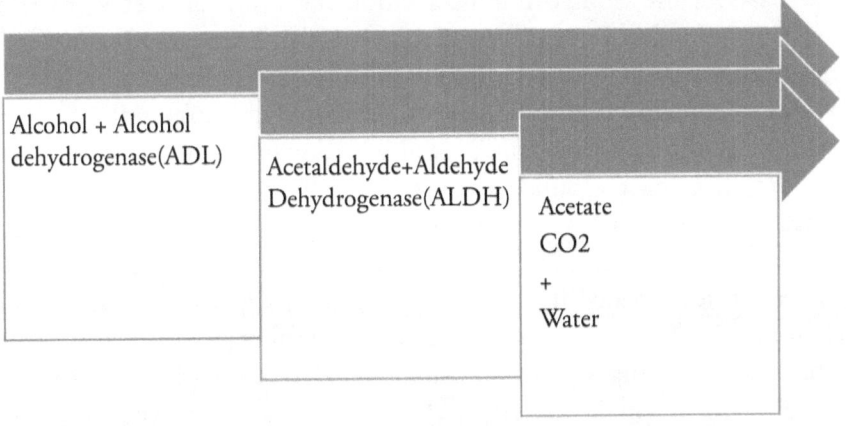

Alcohol + Alcohol dehydrogenase(ADL)

Acetaldehyde+Aldehyde Dehydrogenase(ALDH)

Acetate
CO_2
+
Water

Alcohol is metabolized through oxidation to acetaldehyde and acetic acid. The enzyme responsible for this reaction is alcohol dehydrogenase (ADL). Aldehyde dehydrogenase (ALDH) is the enzyme responsible for acetaldehyde metabolism. Acetaldehyde is the first alcohol metabolism product. This is the enzyme blocked by the medication disulfiram (Antabuse). Functional polymorphisms of ADH and ALDH are important genetic aspects in altering the risk for alcohol addiction and illnesses related to it. Lower levels of ADH in women account for higher levels of alcohol concentration.

The microsomal ethanol oxidizing system (MEOS) in the liver cytochrome (CPY140) may be an important enzyme in the metabolism of alcohol in heavy drinkers, who may have a tenfold increase in its activity.

Acetaldehyde

The most important hepatic enzymes involved in the metabolism of acetaldehyde are a low-Km mitochondrial ALDH (ALDH2) and cytosolic ALDH1. It appears that only variations in the gene encoding ALDH2 are important as a genetic risk factor for development of alcohol addiction. High levels of it means "you can drink someone under the table" and tolerate alcohol better as demonstrated by the experiments of Dr. Schukitt,[53] as well as protection from "the Oriental or flushing syndrome."[54] This syndrome is similar to the acetaldehyde syndrome due to low-activity isoforms of acetaldehyde dehydrogenase 2, levels of acetaldehyde accumulate causing unpleasant symptoms and deterring some East Asians from drinking alcohol. The role of acetaldehyde in intoxication or reinforcing effects is controversial. Even more controversial is the proposition that, together with biogenic amines, acetaldehyde may form condensation products called tetrahydroisoquinoles (TIQs). Salsolinol is the condensation product of dopamine and acetaldehyde. Some studies have found that salsolinol may be reinforcing in animal models. An interesting study reported that salsolinol and tetrahydropapaveroline (THP) increases alcohol consumption. THP has drawn attention because it occurs in the opium poppy, and the mu opioid receptor is involved in the reinforcement effects al ethanol. Their blockage is the basis of using opioid-blocking medications, such as Naltrexone (ReVia), which will be described below, for the treatment of alcohol addiction.

More recent research has focused on the effects of alcohol on a specific neurotransmitter system and has led to a number of approaches to medication development. One model proposed that low doses of ethanol provide positive reinforcement through the dopamine and gamma-Aminobutyric acid type A (GABAa) receptors, whereas higher doses act as antagonists of N-methyl-D-aspartate (NMDA) receptors, which is associated with the negative aspects of intoxication.

GABA

GABA (gamma-Aminobutyric acid) is the most important inhibitory neurotransmitter in the CNS (central nervous system). The development of medications targeting the GABA system is based on known effects of alcohol on GABA. The effectiveness of GABA agonists—e.g., benzodiazepines in the treatment of alcohol withdrawal—is proven. Acute doses of ethanol increase GABA activity, whereas chronic dosing down-regulates GABA receptor activity. Hyperexcitability of the GABA system occurs during chronic ethanol administration. There is evidence to suggest that increases in GABA after acute doses of ethanol are associated with its positive reinforcement. Acute doses of GABA antagonists—e.g., picrotoxin—generally reduce self-administration of ethanol in animals, an action that can be partially blocked by muscimol (a GABA agonist). Direct infusion into specific brain regions indicate that the ventral tegmental area (VTA) and nucleus accumbens (NAcc) are possible sites of action for GABAergic drugs. Both are part of the pleasure centers of the brain described above. Human studies also indicate that the GABAergic system is important in alcoholism. Reduced benzodiazepine/GABA receptor binding has also been reported in the brains of subjects with chronic alcoholism (Volkow et al. 1997).[55] Genetic differences may influence an individual response to alcohol. The finding of an association of alcohol addiction to allelic variation in GABA2 was independently replicated (Covault et al. 2004).[56]

The implications of these findings for pharmacotherapy stem from the use of benzodiazepines, barbiturates, and some anticonvulsants—e.g., depakote, carbamazepine—to enhance GABA activity to treat the alcohol abstinence syndrome. On the other hand, none of the several GABA antagonists has proven useful to block the reinforcement effects of alcohol. One approach in relapse prevention has been to enhance GABA activity with drugs such as gabapentin and topiramate. These studies are preliminary; these drugs have multiple other pharmacological effects that influence the actions of ethanol.

Glutamate

Glutamate is the major excitability neurotransmitter in the CNS, activating two types of receptors:

The ligand-gated ion classified into NMDA and alfa-amino-3-hydroxy-5-methylisoxazole-4-propionate (AMPA)/kainite subtypes and metabotropic receptors linked to G protein. Channel blockade by magnesium ions (Mg2+) occurs in the resting state, but it is displaced by depolarization, which follows glutamate and glycine binding and permits the entry of calcium ions (Ca2+).

Ethanol antagonizes NMDA receptors; the glutaminergic system is closely linked to both the risk of alcoholism and its reinforcing effects. An altered NMDA response to ethanol leads to a reduction in the negative effects of heavy drinking. These effects provide support for glutamate antagonists as potential therapies for both withdrawal and relapse prevention.

Other systems also interact with glutamate. Activation of L-type voltage-gated calcium channels (VGCC) occurs with NMDA receptor activation. Lamotrigine blocks several of these ion channels. Also NMDA function is linked by some data to the effects of acamprosate. Agents that may exert their effects through glutamate include anticonvulsants (topiramate, lamotrigine, and others) and acamprosate.

Serotonin

A rapid tryptophan (precursor of serotonin) depletion study in subjects with co-occurring alcoholism and major depression demonstrated that depletion of serotonin increased depressive symptoms and the urge to drink.

Ethanol acts at 5-HT1b, 5-HT2c, and 5-HT3 receptors. Clinical trials indicating that the 5-HT3 receptor antagonist odansetron reduces alcohol consumption in subjects with early onset alcoholism and tend to prove this observation. However, interactions between the sorotoninergic, GABAergic, and glutaminergic systems may work to reduce the risk of alcohol addiction.

Table 4. Indications of Naltrexone/Disulfiram

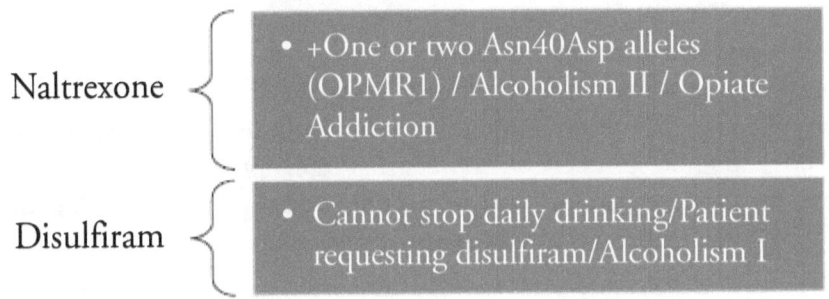

Naltrexone
- +One or two Asn40Asp alleles (OPMR1) / Alcoholism II / Opiate Addiction

Disulfiram
- Cannot stop daily drinking/Patient requesting disulfiram/Alcoholism I

The groundbreaking work with naltrexone was spearheaded by Dr. Charles O'Brien.[57] It began in 1983, postulating that alcohol stimulates the release of endogenous opioids that produce feelings of reward. Naltrexone could block this effect, reducing the pleasure associated with drinking alcohol and help in treatment. In the first double-blind clinical trial conducted at the University of Pennsylvania / Veterans Affairs Medical Center between 1985 and 1988 naltrexone helped decrease drinking. Naltrexone was approved by the FDA for the treatment of alcohol addiction after Dr. O'Brien's findings were replicated in 1992 by researchers at Yale University. Since then naltrexone has become one of the most popular medications currently used to treat alcoholism. In 2010, 283,000 prescriptions for oral naltrexone and 16,000 prescriptions for Vivitrol, the long-acting injectable form, were written. Dr. O' Brien's group reported in 2003 that an allele of the gene for the μ-opioid receptor predicted a good response to naltrexone. A naltrexone treatment study released by the National Institute of Health in February 2008[58] has shown that alcohol-addicted persons having a certain variant of the opioid receptor gene (G polymorphism of Asn40Asp in the gene OPMR1) demonstrated strong response to naltrexone. Naltrexone (ReVia) was approved in 1984 by the FDA for the treatment of opioid addiction and for alcohol addiction in 1992. It blocks the endogenous opioid system's contributing to ethanol reinforcement effects (Volpicelli et al.1995)[59].

The efficacy of opioid antagonists—e.g., naltrexone, nalmefene—in the treatment of alcoholism provides support for the relationship between the rewarding properties of ethanol and the opioid system. However, it is important to keep in mind that a complicated neural network is involved in the actions—reinforcing, intoxicating, and abstinence effects of alcohol. Use of medications that target neurotransmitters and neuromodulators affected by ethanol represents a reasonable strategy for the development of pharmacotherapies that reduce the reinforcing, craving, and withdrawal symptoms that occur in the context of alcohol addiction. In general and with the exception of the role that benzodiazepines play in the treatment of alcohol withdrawal[60] the use of medications that have been approved for alcohol addiction remains limited. A survey of nearly 1,400 addiction physicians showed that they prescribed disulfiram to only 9% of their patients and that naltrexone was prescribed for only a slightly higher proportion of patients (13%) (Mark et al. 2003).[61] These results contrast with findings for antidepressants, which were prescribed to 44% of alcoholic patients. Nationally, only 3.4% of Veterans Health Administration patients with alcohol use disorder received medication in the fiscal year 2009, up from 3% in fiscal year 2007. The mean proportion of days covered of acamprosate was significantly lower than other medications; persistence in use of naltrexone was significantly greater than the use of acamprosate and significantly less than the use of disulfiram. This recent review recommends interventions to optimize initiation of and persistence in use of these medications. However, we should keep an open mind, despite most nonmedical personnel involved in the treatment of alcoholism being opposed to the use of medication to treat alcohol addiction. Researches have debated the pros and cons of the use of benzodiazepines for the management of anxiety and insomnia among alcohol-addicted patients; there may be a role for the judicious use of benzodiazepines. Moreover, if addiction develops, it may be more benign than alcoholism. It is also likely that not all benzodiazepines have the same addiction potential; diazepam and alprazolam may have more risk than chlordiazepoxide and clorazepate, lorazepam, or oxazepam.

Pharmacogenetics

The study released by the National Institute of Health in February 2008 shows that persons with alcohol addiction have a certain variant of the opioid receptor gene, and they demonstrate strong response to naltrexone. Functional polymorphisms have been studied in the gene encoding for the μ-opioid receptor, OPRM1. Special interest has been focused on the Asn40Asp polymorphism[62]; persons with one or two copies of the Asp40 allele report greater subjective positive feelings from alcohol—stimulation and euphoria—and were 3.5 times less likely to relapse to heavy drinking if treated with naltrexone, demonstrating the potential influence that this polymorphism may have in the cause and cure of alcohol addiction. If this study translates into a test, it will allow to select patients who will respond to naltrexone. This medication could be more effective in the alcoholism type II of Cloninger[63]: early onset, before age 25, more among white men, impulsivity, lack of remorse, and reward-seeking behavior.

Disulfiram (Antabuse)

It is an alcohol-sensitizing agent, making alcohol ingesting unpleasant or toxic. It is the only sensitizing medication approved in the United States for the treatment of alcoholism, which inhibits the enzyme ALDH. Ingestion of ethanol while this enzyme is inhibited results in an elevated acetaldehyde concentration, producing the disulfiram-ethanol reaction (DER). The intensity of this reaction varies both with the dose of disulfiram and the amount of alcohol ingested. It includes warming and flushing of the skin, especially that of face and upper chest, and increased heart rate, palpitations, and decreased blood pressure. It may also include nausea, vomiting, shortness of breath, sweating, dizziness, blurred vision, and confusion. Most DER lasts about 30 minutes and are self-limited. Rarely may it include a severe reaction, cardiovascular collapse, congestive failure, or convulsions.

Disulfiram is almost all absorbed after oral ingestion. Disulfiram stays in the body at least two weeks after the last ingestion. Disulfiram produces lethargy, drowsiness, fatigue, optic neuritis, and peripheral neuropathy, as well as hepatotoxicity and psychotic reactions, which fortunately are uncommon. This latter effect is due to the inhibition of dopamine beta hydroxylase, inhibition of which causes increased levels of dopamine, which in turn can exacerbate psychosis. The daily dose of disulfiram in the United States has been limited to 250-500 mg daily.

Clinical use

It has long been employed in the rehabilitation of alcohol-addicted patients (Favazza and Martin 1974).[64] The largest and most methodological rigorous study was a multicenter trial conducted by the Veterans Administration Cooperative Study Group, in which more than 600 male alcohol-addicted patients showed a direct relationship between compliance with the medication regimen and complete abstinence.

It appears that disulfiram may be helpful in reducing the frequency of drinking in men who cannot stay abstinent. Also, disulfiram may be helpful among selected samples of alcoholic-addicted patients with whom special efforts are made to ensure medication compliance. Supervision of patients treated with disulfiram may be an essential element to ensure its efficacy. Patients must be made aware of the hazards of the medication, including avoiding over-the-counter preparations that include alcohol and food with alcohol preparation. The administration of disulfiram to anyone who does not agree to use it, who does not seek to be abstinent from ethanol, and who has some contraindications is not recommended.

Acamprosate (calcium acetyl homotaurinate—Campral)

An amino acid derivative affects both GABA and glutamate, the latter being more important in the treatment of alcohol addiction, it may restore balance between neuronal excitation and inhibition via effects on GABA and glutamate. In France, acamprosate was demonstrated to be twice as effective as placebo. However, in the COMBINE study it was not. Acamprosate compliance is difficult due to the large number of daily tablets needed, 6 of 333 mg each. It should be initiated after withdrawal for abstinence maintenance.

Before medications are widely prescribed for alcohol addiction, many questions remain to be answered. For instance, what is the optimal duration of use for naltrexone? The safety and efficacy of these medications must be examined with adequate statistical power in women, different ethnic groups, and adolescent and geriatric samples. Also studies in cost-effectiveness and cost-benefit must support the routine coverage of pharmacological treatments for alcohol addiction under standard medical insurance plans. Naltrexone can be combined with medications needed to treat psychiatric comorbidities (Kranzler and Tinsley 2004).[65] Such as buspirone and antidepressants for the treatment of anxiety mixed with depression, both can be combined with naltrexone. SSRI and SNRIs may reduce alcohol intake. Careful evaluation is needed. However, the relationship between addiction and psychiatric symptoms is complex. Once a severe type of addiction has been established, medications that are prescribed to patients with co-occurring symptoms will not necessarily reduce the ethanol ingestion even if one major contributing factor is brought under control. The challenge is to combine efficacious medications with empirically based psychotherapy and with self-help

CESAR A. FABIANI, MD

group participation. The medications that have most widely been studied in alcohol addiction are naltrexone and acamprosate.

The COMBINE Study

Results of the COMBINE study[66] are sponsored by the National Institute of Alcohol and Alcoholism, which consisted of a randomized controlled trial conducted from January 2001 to January 2004 among 1,383 recently alcohol-abstinent volunteers (median age 44 years) from 11 U.S. academic sites. The results were the following: "Medical management of alcohol dependence with naltrexone appears to be feasible and, if implemented in primary, and other, health care settings, will greatly extend patient access to effective treatment." However, acamprosate results were not convincing. Other studies involve results of phase III trials of depot naltrexone formulations. Vivitrol is the brand name of naltrexone IM 380 mg, which is given monthly as an intramuscular injection for both opioid and alcohol addiction. It can cause hepatotoxicity in excessive doses, contraindicated in acute hepatitis. In addition, other promising medications, such as the anticonvulsant topiramate, are being evaluated in multicenter trials. Ongoing efforts to match medications with specific subgroups of patients based on clinical and genetic characteristics are promising. See below.

Meantime, stigma against given medications to addicted patients should be eliminated, especially from self-help groups. This is a very important challenge. I believe that as evidence accumulates showing that a number of medications are efficacious for the treatment of co-occurring psychopathology and prevention of relapse of alcohol addiction, the therapeutic options available to physicians will increase. It is crucial that our efforts be directed to enhancing the acceptability of pharmacotherapy to the alcoholism treatment community as a standard medication prescription for alcohol-addicted patients.

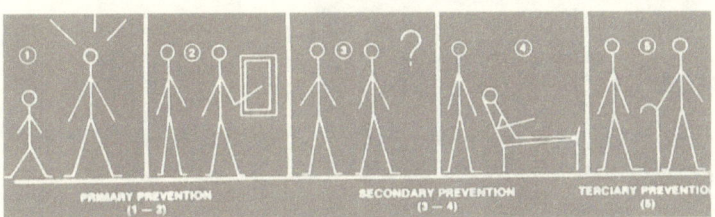

Treatment and prevention (property of the author)

> Primary Prevention
> Means prevent a disease from occurring. For instance with the use of vaccines or education of high-risk groups to prevent the use of drugs and alcohol.

> Secondary prevention
> Prevention of disability by prompt pharmacological treatment; in this sense, early diagnosis is paramount.

> Tertiary Prevention
> Rehabilitation to prevent further disability with self-help groups and relapse-prevention techniques.

One of the first problems regarding the treatment of addiction is to learn how to separate different groups of patients who will respond to different primary, secondary, or tertiary preventive recommendations.

I must add that in order to accomplish this goal, flexibility, which does not mean permissibility, is essential. Since one of the most important symptoms of addiction is loss of control, reasonable limit setting is almost always required, remembering that we are treating, not punishing, a behavior for which one must not feel shame or fear of punishment but freedom to ask for help.

Table 5. Treat to target

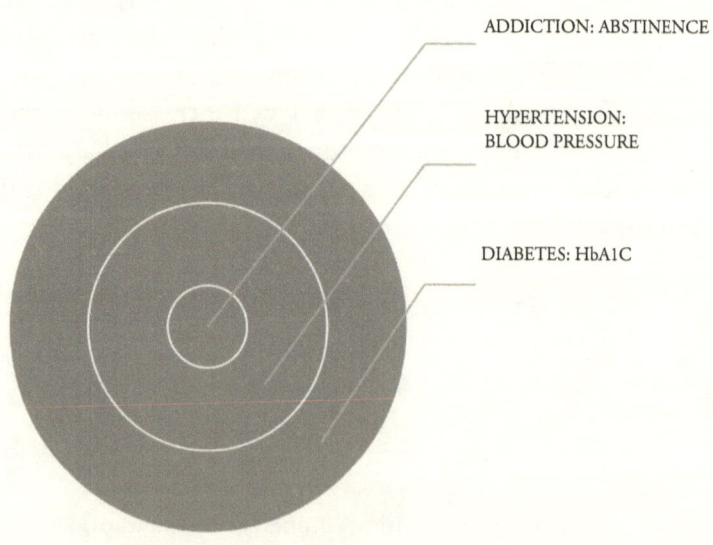

ADDICTION: ABSTINENCE

HYPERTENSION: BLOOD PRESSURE

DIABETES: HbA1C

Following modern approach to early diagnosis and management of RA ("Rheumatoid Arthritis and Associated Comorbidities" by Dr. A Epstein[67]), the goal of addiction treatment should be "treat to target." In RA the target is to decrease the biomarkers; in hypertension, blood pressure; in hyperlipidemia; cholesterol; in addiction, abstinence, which can be measured—total or partial at six months, one year, and two years.

➤ Primary Prevention

Education of groups with a high risk of developing alcohol addiction. For instance, personal and family history of addictions or, in the case of alcoholism, among sons of alcoholics; pharmacogenetic liability such as the presence of polymorphism in the gene encoding aldehyde dehydrogenase 2 (ALDH2) or the Asn40Asp polymorphism of the mu opioid receptor gene(OPRM1). *Teach them not to drink alcohol or to drink only in moderation.*

➤ Secondary Prevention

Means early diagnosis and pharmacological treatment. To prevent disability.

The following groups of alcohol-addicted patients may respond to different pharmacological interventions, in addition to attendance to AA.

- Naltrexone. It is more efficacious among persons with type II (Cloninger) alcoholism—early onset, more common among white men with comorbid APD (Antisocial Personality Disorder),lack of remorse after drinking, reward-oriented behavior. In case of comorbid depression or bipolar disorder this medication can be safely combined with an antidepressant or mood stabilizer. It also can, as the colloquial saying goes, kill two birds with one stone. Naltrexone can treat both alcohol addiction and opiate addiction. This is very important in simultaneous pharmacology when we are dealing with comorbidities.

Table 6. Naltrexone simultaneous treatment

Naltrexone

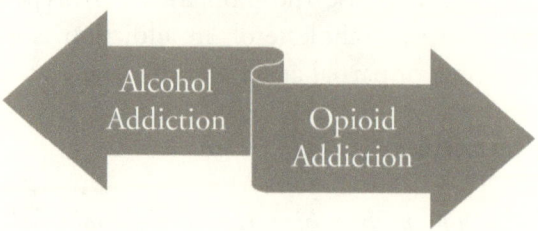

Table 7. Valproic acid simultaneous treatment

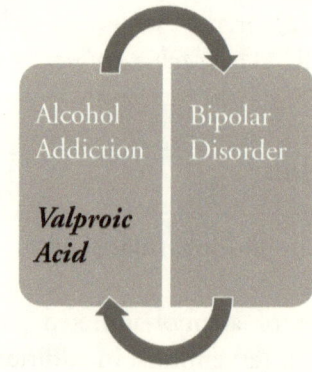

Table 8. Buprenorphine simultaneous treatment

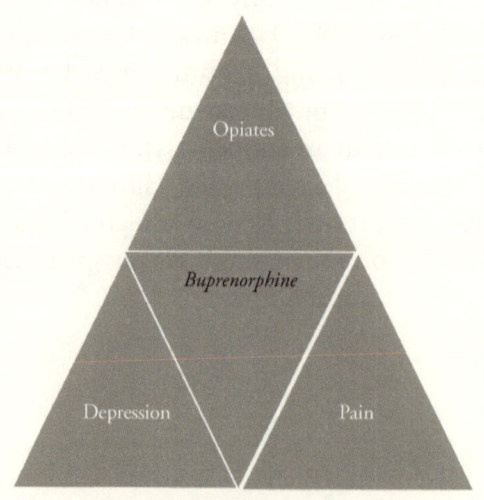

CESAR A. FABIANI, MD

- Disulfiram is indicated for persons who cannot abstain from alcohol and request it or also in type I alcoholism—onset after age 25, guilt and remorse after drinking.
- Acamprosate (Campral) should be given after initial detoxification is completed.
- Topiramate (Topamax), lamotrigine (Lamictal), valproic acid (Depakote), quitaipine (Seroquel), etc., with comorbid bipolar disorder. Valproic acid and quitaipine are one of the only six published double-blind placebo-controlled trials that, in the last decade, have targeted persons with co-occurring bipolar and addiction disorders. The study on valproic acid done by Dr. Salloum[68] showed a substantial reduction in drinking behavior, which tells us much more research is needed in this neglected area of pharmacology.
- Antidepressant and buspirone when comorbid depression and anxiety are present.
- Ondansetron (Zofran) when comorbid cancer is present.

> **Tertiary Prevention**

Means continued pharmacological treatment and rehabilitation to diminish disability.

Attendance to AA and relapse prevention techniques.

COCAINE ADDICTION AND ADDICTION TO OTHER STIMULANTS

"As not two faces, are equal, so no two cases are alike in all respects, and unfortunately is not only the disease itself which is so varied, but the subjects themselves have peculiarities which modify its action."
—Sir William Osler, "Teaching and Thinking"

Mechanism of Action

THE MOST STUDIED effect of cocaine in the CNS is the blockade of dopamine neurotransmission. Cocaine binds tightly at the dopamine transformer, forming a complex that blocks the transporter function, thus dopamine accumulates in the synaptic cleft. Prolonged cocaine exposure leads to homeostatic down-regulation of dopamine receptors and enhanced dopamine transmission. This decreased dopaminergic signaling ("depauperization of dopamine") causes a depressive mood disorder and sensitizes this important reward circuitry contributing to the difficulty in treatment. The targets of cocaine are the pleasure centers of the brain (fig. 2), dopamine-rich brain regions where the reward circuitry exists—the ventral tegmental area, nucleus accumbens, and prefrontal cortex. The release of dopamine in the nucleus accumbens is widely considered to be responsible for cocaine's rewarding effects.

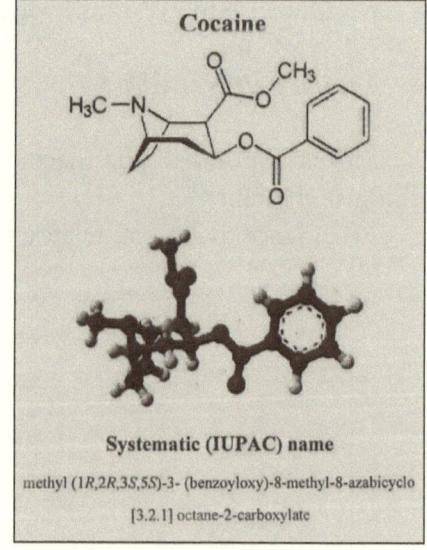

Cocaine

Systematic (IUPAC) name

methyl (1R,2R,3S,5S)-3- (benzoyloxy)-8-methyl-8-azabicyclo [3.2.1] octane-2-carboxylate

Cocaine formula (courtesy of Wikipedia, the free encyclopedia)

Cocaine's effects on serotonin show across multiple serotonin receptors, specifically to inhibit the reuptake of 5-hydroxytryptamine (5-HT3). The 5-HT2 receptor shows influence in the evocation of hyperactivity displayed in cocaine use. The affinity for the transporter is not what is involved in addiction but the strong cocaine-binding properties.

Sigma receptors are also affected; cocaine functions as a sigma ligand agonist. It also works on the NMDA and the D1 dopamine receptor. It also blocks sodium channels; it acts as a local anesthetic. In addition to this, cocaine has some target binding to the site of the Kappa-opioid.

In the United States, the cocaine market exceeded $70 billion in street value for the year 2005. It is the second most addictive drug (heroin being the first). Cocaine is a stimulant, an appetite suppressant, and a topical anesthetic, also known as "triple reuptake inhibitor"—dopamine-norepinephrine-serotonin-inhibitor. Unlike most molecules, cocaine has pockets with both high hydrophilic and lipophilic properties.

Appearance

Cocaine in its purest form is a white, pearly product. Adulterated cocaine is a pinkish powder. Color of crack ranges from white to yellowish cream or light brown. Its texture ranges from extremely oily to almost crystalline in nature.

Metabolism and Excretion

Benzoylecgobine, the first product of cocaine metabolism, can be detected in urine within four hours after cocaine intake and remains detectable in concentrations greater than 150 mg/mL for up to eight days after cocaine is used.

If consumed with alcohol, cocaine combines with alcohol in the liver to form cocaethylene, which is more euphoric and has a higher cardiovascular toxicity than cocaine by itself.

Medical Effects

Acute: itching; tachycardia; OD (overdose) can cause arrhythmias and increased blood pressure, which can be lethal; hallucinations; and paranoid delusions.

Chronic: cocaine causes brain cells to adapt functionally to strong imbalances of neurotransmitters. Studies suggest cocaine does not cause loss of striatal dopamine transporter sites, suggesting it has neuroprotective properties for dopamine neurons.

Chronically there is a lack of serotonin and dopamine, which are responsible for the dysphoria and depression that follows the initial high. This physical withdrawal is in fact restorative. Dr. Jeri from Peru and two Bolivian psychiatrists were the first ones to report the cocaine withdrawal syndrome. I described it as CAS syndrome (cocaine-abstinence Syndrome)[36] consisting mostly of hypersomnia, hyperphagia, depression, anergia, irritability, and suicide. Among the many physical signs I will only mention that perforation of the nasal septum due to cocaine snorting is almost pathognomonic of this addiction.

What about cocaine/amphetamines addiction?

Let us remember that stimulants include a wide range of drugs, from cocaine to caffeine, or medications, such as amphetamines to xanthene. I would like to attempt to be specific regarding the type of stimulant the patient is addicted to.

Chemistry and Pharmacology

The chemistry and pharmacology of stimulants is not similar.

Cocaine binds to dopamine reuptake transporters in the CNS, effectively inhibiting dopamine reuptake. It also has similar effects on the transporters that mediate norepinephrine and serotonin. The preferred method for ingesting cocaine is oral for chewing coca leaves, intravenous injection, snorting, and, more recently, smoking. Cocaine by mouth, coca-chewing; reaches the brain in 30-45 minutes, while snorting cocaine in 5-15 minutes, smoking or intravenously reaches the brain in 5-8 seconds. Smoking cocaine results from the conversion of cocaine hydrochloride into a freebase.

Amphetamines increase the release of catecholamines neurotransmitters, including dopamine. They act through the vesicular monoamine transporter (VMAT), preventing catecholamine from being stored in intracellular vesicles and leading to the release of these neurotransmitters into the synapse. They are also weak inhibitors of monoamine oxidase and, by virtue of their structural similarity, possibly of direct catecholamine agonists in the brain. Dextroamphetamine is the most important member of the class, although there are many surrogates, such as methamphetamine (Methedrine, "speed"), phenmetrazine (Preludin), methylphenidate (Ritalin), and lisdexamphetamine (Vyvanse).The number of amphetamine analogs continues to multiply. The first of the newer members was 2, 5-dimethoxy-4-methylamphetamine (DOM, "STP"), 3, 4-methylenedioxiamphetamine (MDA), and 3, 4-methylenedioxymethamphetamine (MDMA, "ecstasy"). Cathinone is a closely related natural alkaloid, it is found in the leaves of khat or Catha edulis a plant from Africa and the Middle East. Its ingestion can present as a serotonergic syndrome; hyperreflexia, hyperthermia, bruxism, clonus, tachycardia sometimes seizures, lasting for days. Chewing khat results in effects indistinguishable from amphetamine. Similar to cocaine, amphetamine is available in a smoking version (ice), snorted (crystal meth), injected (crank), or taken orally (speed). The new epidemic in this country of "bath salts"[69] include MDPV, a semisynthetic amphetaminelike chemical ten times stronger than cocaine bought legally in the Internet and in the form of a powder, which is usually snorted. Bath salts are a newer version of amphetamines, mostly snorted or smoked, but they are not actually bath salts but designer hallucinogenic amphetamines—MDMA or ecstasy. This epidemic, mostly among young persons, is causing an increase in ER visits, with tachycardia and paranoia. Only judicious use of benzodiazepines is indicated.

Single photon emission computed tomography (SPECT) and positron emission tomography (PET) studies showed increase in dopamine transporter (DAT) during acute cocaine abstinence.

During chronic cocaine ingestion, decreased dopamine D2 receptor binding and reduced cerebral blood flow (CBF) (Volkow 1996). [70] During abstinence, this reduced CBF has improved, suggesting that some drug-induced alterations to some extent improve after not less than one year of abstinence.

Decreased gray matter concentration has been described with amphetamines in a variety of cortical areas, including the frontal, cingulate, and temporal regions. Curiously, an increase in the lower part of the frontal cortex seems to be a bipolar disorder marker. Monoamine neurotransmitter systems show the direct actions of chronic brain stimulants; other neurotransmitter systems that are affected include glutamate, GABA, and k-opioid systems. These abnormalities are appropriate target areas for pharmacological treatment, which will be revised later. The disturbed brain structure and function may be the substrate for cognitive deficits frequently described among these persons.

Impairments in verbal learning, memory, and attention have been well documented.

Caffeine

Caffeine, a methylxanthine compound, exerts its central effects by blocking adenosine receptors. Adenosine modulates adenyl cycle activity. At high concentration the methylxantines inhibit phosphodiesterase, thereby the breakdown of cyclic adenosine monophosphate (cAMP) is inhibited and its intracellular concentration increases. It also inhibits serotonin reuptake and has some antidepressant effects.

Nicotine

Nicotine enhances the activity of dopamine in the pleasure centers of the brain—nucleus accumbens and the ventral tegmental area—an effect that is mediated by several neuroreceptors, including nicotine, muscarinic, D1, D2, D3 dopaminergic, NMDA, cannabinoid (CB1), and gama-aminobutiric acid B (GABA b).[71]

It is interesting to point out that nicotine is indigenous to Bolivia. Archaeological findings near Chiripa on the Lake Titicaca confirm this statement.[72] Among psychotropic drugs, nicotine is considered a "teaching" drug; like *ayahuasca* and coca, it is believed that they have "a mother or teacher spirit," which has secrets with medicinal properties revealed only to the folk healers or *curanderos* called *kolliris*.

Nicotine is also a very important stimulant causing addiction. In 2009, nearly 40 million Americans aged 12 and older had used a tobacco product at least once in the month prior to being surveyed, although this figure has come down a bit in the last couple of years. According the Substance Abuse and Mental Health Administration websites, the nicotine smoking results in more than 400,000 preventable deaths yearly (one in five U.S. deaths). Despite the FDA approving two medications: Zyban (Bupropion) and Chantix (Varenicline), there are many who continue smoking. However, current reports point out a mild decrease in smoking after an increase in 2008. If you are one of the 10-20 million who continue smoking, is not harm reduction a step in getting you free from an addiction that kills about 400,000 every year?

E-cigarettes are an example of harm reduction. They contain only 20 ingredients, none of them cancerogen, versus 4,000 ingredients in cigarettes, many of them cancerogen. Nicotine may also have antidepressant effects. In studies with monkeys and humans, it showed that nicotine diminished the incidence of Parkinson's disease and Alzheimer dementia.[73]

For persons who cannot quit, E-cigarettes are less harmful and a cheaper alternative. What are e-cigarettes?

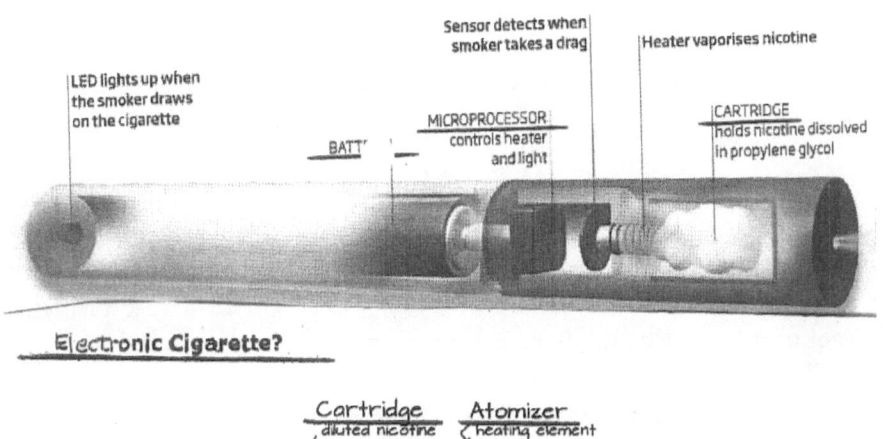

E-cigarettes (courtesy of Wikipedia, the free encyclopedia)

An electronic cigarette, also known as an e-cigarette or e-cig,[74] is an electrical device that simulates the act of tobacco smoking by producing an inhaled vapor. It has the physical sensation, appearance, and often the flavor (with or without nicotine content) of inhaled tobacco smoke without its odor or, more importantly, its health risks.

Components: electronic cigarettes all share three essential components:

➢ A cartridge that serves as a mouthpiece, with openings on each end. One end is applied in the user's mouth while the other attaches to the atomizer or heating element. Liquids use to produce vapors in e-cigs are sold as bottled products or as prefilled disposable cartridges. Bottled liquid is sold under a variety of names, including "e-liquid," "e-juice," and "nicotine solution." Liquid solutions containing nicotine are available in different concentrations to suit the user preference. The standard notation "mg" is often used, such as 7-14-24 mgs.

> Atomizer or microprocessor is the heating element responsible for vaporizing the liquid and generally consists of a simple element and winking metal mesh to draw the liquid in.
> Cartomizer—manufacturers introduced an integrated cartridge/atomizer component that is more cheaply produced.
> Battery or power source—most portable power units contain a lithium-ion rechargeable battery. The housing for the power source and electronic circuitry is usually the largest component of an e-cigarette.

Initially reported by Herbert A. Gilbert who in 1963 patented a device which was described as "a smokeless nontobacco cigarette." It is Hon Lik, a Chinese pharmacist, who is widely credit for the invention of the modern electronic cigarette in 2000. He proposed to use propylene glycol to dilute nicotine in a freebase form. The device was introduced to the Chinese domestic market in May 2004 as an aid for smoking cessation and replacement. The company he worked for, Golden Dragon Holdings, changed its name to Ruyan, which literally means "smoking," and started exporting its product in 2005-2006. The second-generation electronic cigarette was introduced in 2008 by Dr. Yunqiang Xiu before receiving its international patent in 2009. This modern cigarette featured the "tankomizer" (or sealed tank system and sealed atomizer technology). It is not known if e-cigarette use has any health consequences. A Greek report showed immediate increase in airway resistance as a potential effect on the lungs. However, this report was based on only a small number of subjects. The Greek clinical study[75] was the first in the world to look at the cardiac effects of e-cigarettes. Another small study, also in Greece, reported earlier in 2012 the devices had little impact on lung function. Evidence-based studies are badly needed. Meantime, according to a Boston University School of Public Health study, in 2010, "few, if any, chemicals at levels detected in electronic cigarettes raise serious health concerns." In the report, the levels of carcinogens were found to be up 1,000 times lower than regular cigarettes. FDA currently only has jurisdiction to regulate drugs and medical devices, and electronic cigarettes are neither. The FDA regulated e-cigarettes as a tobacco product after December 2010. The U.S. Court of Appeals ruled that e-cigarettes were neither a medical device nor a drug delivery system.

CESAR A. FABIANI, MD

Behavioral Effects

The behavioral responses to stimulants are complex and depend on several variables, such as the following:

> drug dose
> route of administration
> previous experience with stimulants
> the environment in which the drug is taken
> the unique individual response, which may in part due to genetic factors and conditioning ("people, places, and things"). In the majority the low doses of orally administered stimulants produce a sense of relaxation, well-being, diminished fatigue, self-confidence, and mental alertness. Increasing doses produce grater activation, anxiety, anorexia, and insomnia. The mood response can vary from elation to extreme dysphoria. In some depressed patients an antidepressant effect is seen, and cocaine-addicted persons with milder depressive symptoms may experience a beneficial effect. Sensitization has been linked to the induction of psychosis by progressively lower doses and shorter periods of consumption. The most striking clinical characteristic of high doses of amphetamines is the development of psychosis. Schizophrenic patients are more sensitive to its occurrence. Paranoid delusions and hallucinations are common. The dose required to produce psychosis varies among persons. It has been estimated that 50% of people who abuse 3-100 mg /day of amphetamines for three months will develop psychosis (Sato 1986).[76] Before getting psychotic most users begin to exhibit fascination with details of objects in their environment and begin to perform repetitive behaviors, such as skin picking, disassembling mechanical objects, and becoming oversuspicious. The clinical presentation of stimulant psychosis has been described as indistinguishable from that of paranoid schizophrenia (Ellinwood 1971).[77]

Stimulant psychosis usually clears by itself within a few days of discontinuation of the drug, although prolonged psychosis may sometimes occur. Stimulant psychosis is generally managed by close psychiatric and medical supervision and by judicious use of benzodiazepines or antipsychotic medication.

Withdrawal can occur with all the stimulants and is usually the reverse of the intoxication picture.

Treatment and Prevention

> Treat to target: the goal is abstinence—total or partial. To be measured at six months, one year, and two years. In the case of e-cigarettes, abstinence is measured by not returning to regular cigarettes.

A thorough assessment of the stimulant-addicted person is essential. This should include a physical exam, a mental status examination and laboratory testing, specially supervised urine samples for toxicological analysis.

More than 40 medications have been unsuccessfully investigated, perhaps due to the lack of separating patients according to their addiction preference and psychiatric comorbidity. There are at least five different groups. Studies have focused on abstinence initiation rather than relapse prevention.

Unfortunately to this date we do not have FDA-approved medications to treat stimulant addiction. One of the reasons is that we have different groups of patients and "one size does not fit them all." From patients addicted to cocaine or amphetamines to others addicted to nicotine or others that depend on caffeine in addition the comorbidities of ADHD, OCD, MDD, and bipolar, schizophrenic disorders as well as antisocial personality disorders illustrate this mix bag of patients. *This subgrouping applies also to alcohol and opiate addiction.* It will be very difficult to find one medication that treats them all. I will propose the differentiation of at least five groups of patients.

Table 9. Groups of comorbidity/addictions

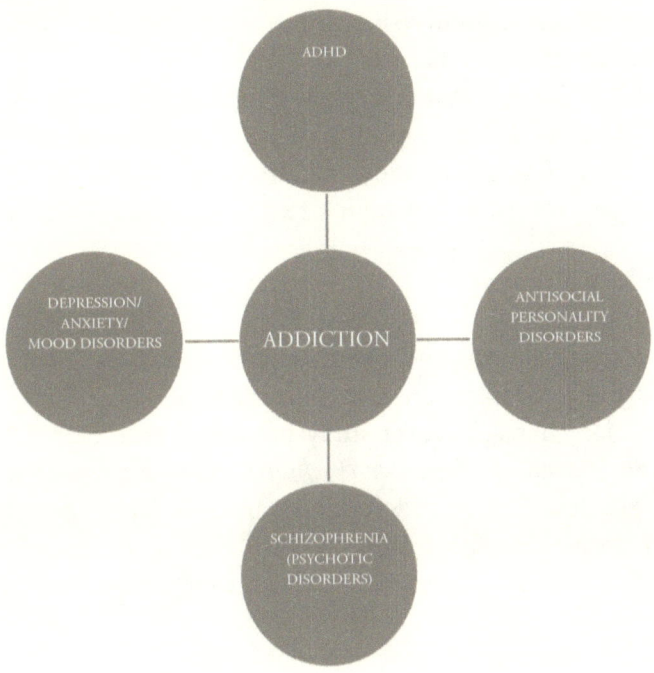

These five groups, separated according psychiatric comorbidity, applies also to patients addicted to alcohol and opiates:

- Patients addicted to amphetamines/cocaine/nicotine and who have comorbid ADHD may respond to stimulants.
- Patients addicted to amphetamines/cocaine/nicotine and who have comorbid anxiety/MDD may respond to antidepressants.
- Patients addicted to cocaine or amphetamines and who have bipolar disorders may respond to mood stabilizers.
- Patients addicted to cocaine/amphetamines/nicotine and who have antisocial personality disorder may respond to vaccines.
- Patients addicted to amphetamines/cocaine/nicotine and who have schizophrenic disorders may respond to antipsychotics.

As I did with alcohol addiction, I will use a public health model to understand pharmacology as part of a primary, secondary, and tertiary prevention of the cocaine and amphetamine addiction.

> ## Primary Prevention

Means vaccination and education to prevent development of an addiction among high-risk groups. Finally several cocaine vaccines, including both passive monoclonal antibodies and active vaccinations, are being developed for use in humans; in animals these vaccines suppress cocaine administration (Kosten et al. 2002b).[78] Such as Genetically-Engineered Butyrlcholinesterase.

> ## Secondary Prevention

Means early diagnosis and pharmacological treatment (see above) to prevent disability. Medication that will attenuate the effects of cocaine will have a place here. A recent study published online on October 23, 2012, in the *Journal of Molecular Psychiatry* shows Exedin-4, which is an analog of glucagonlike peptide(GLP-1) and, under its synthetic trade name of exanatide, is used to treat type 2 diabetes. "In mice the effect of cocaine was attenuated," suggesting that ex-4 reduced the hedonic effects of cocaine.

The pharmacological interventions may include (see above) stimulants; antipsychotics for stimulant-induced psychosis or delirium; antidepressants, such as bupropion and mirtazapine; and dopaminergic medications.[79] These interventions shall be followed by relapse-prevention techniques. In the not-too-long-distant future even vaccines may be an appropriate choice. The role of pharmacological intervention for stimulant addiction is to initiate abstinence, to prevent relapse, and to treat psychiatric comorbidity.

Dopaminergic Medications

Chronic cocaine abuse seems to reduce the efficacy of central dopamine neurotransmission compounds like amantidine, bromocriptine, manzindol, and methylphenidate have been examined as potential treatment. The idea is that they would correct the dopamine deregulation and relieve some of the withdrawal symptoms. The effects of monoamioxidase inhibitors, such as phenelzine and selegiline, and an inhibitor of the enzyme beta-amine-hydroxilase, disulfiram, have also been studied. Also precursors of dopamine synthesis, such as tyrosine and L-dopa, have been examined. Direct dopamine agonists, such as pergolide, have shown no

CESAR A. FABIANI, MD

efficacy. Some efficacy was found with sustained-release amphetamine and disulfiram. Open screen trials have shown some potential for methyphenidate in cocaine-addicted persons with ADHD (one of the five groups of stimulant-addicted persons listed above). Studies with disulfiram at doses of 250 mg daily showed promise in reducing cocaine abuse, with or without alcohol addiction as comorbidity (Carrol et al. 2004).[80]

Antidepressants

They are thought to down-regulate synaptic catechoamine receptors, an action opposite to the presynaptic up-regulation caused by chronic cocaine abuse. SSRIs (selective serotonin reuptake inhibitors) include fluoxetine, sertraline, and paroxetine. The precursor of serotonin synthesis L-tryptophan has been unsuccessfully studied. The most success seems to be with antidepressants that affect dopamine, serotonin, and norepinephrine. They include desipramine, imipramine, and venlafaxine. Only desipramine and bupropion have shown efficacy in selected populations with major depressive disorder.[81] Secondary analysis of studies suggested that depressed cocaine-addicted persons show reductions in cocaine abuse, more than cocaine-addicted but not depressed individuals.

A recent report by Dr. Andrew J. Saxon[82] established from evidence based studies that methylphenidate showed slight superiority, possibly due to high rates of undiagnosed ADHD seen in methamphetamine addiction. Also bupropion in a subgroup analysis found good results in less severe cases, patients using methamphetamines for less than 18 days in the previous 30 days of the study. Dr. Saxon recommends bupropion for intractable patients who remain unresponsive after behavioral interventions. Dr. Saxon also recommends mirtazapine 30 mg, it showed superiority over placebo in a study published in 2011. Also long-acting risperidone attenuated effects of methamphetamines among healthy subjects.

Agents that block dopamine receptors include D1 antagonists (ecopipam), D1-2-3 antagonists (antipsychotics), putative antikindling agents, including carbamazepine, valproic acid, and lamotrigine, Vigabatrin And Genetically-Engineered Butyrlcholineserase. Agents that affect the GABA system include gabapentin, topiramate, tiagabine, and bacoflen and propranolol. Cerebral blood flow enhancers include piracetam, hydergine, and pantoxifylline.

Lastly, nutritional supplements and herbal products include Ginkgo biloba, amino-acid mixtures—tryptophan 1 gm, tiramine 1 gm, B6 50-100 mg, and B complex—*Hipericum perforatum* (St. John's wort), and ibogaine. Omega-3 fatty acids(fish oil from 1-4 mg daily).

Buprenorphine has also had more negative results as well as some positive ones.

> ## Tertiary prevention

Means rehabilitation and relapse prevention.

Key Points

- The pharmacology of alcohol addiction, stimulant addiction, and co-occurring disorders requires a simultaneous or combined approach.
- Comorbidity with bipolar disorders: **the** use of lithium, Lamotrigine (Lamictal), topiramate (Topomax), rispiridone (Risperdal), or quitaipine (Seroquel) are recommended.
- Comorbidity with schizophrenia: risperidone, quitaipine.
- Comorbidity with major depressive disorder or anxiety disorders, including PTSD: bupropion (Wellbutrin), mirtazapine (Remeron), SSRIs, SNRIs, desipramine, propranolol, baclofen.
- Comorbidity with ADHD (attention deficit hyperactivity disorder): methylphenidate (Ritalin) dextroamphetamine/ amphetamine (Adderal), lisdexamphetamine (Vyvase), atomoxetine (Strattera), bupropion (Wellbutrin).
- Comorbidity with antisocial personality disorders: use of vaccines.

OPIATE ADDICTION

"The purpose of Chemistry is not to produce gold. But to study the basic sciences and use them against disease."
—Paracelsus

Introduction

IN THE YEAR 2011 the most commonly prescribed medication in the USA was Vicodin (hydrocodone/acetaminophen), with a little over 4 million prescriptions dispensed.[83] According the National Survey of Health and Development in the year 2010 it was found that 2 million persons are addicted to pain killers, about 400,000 addicted to heroin. A very important study done between 1964 and 2001 among 581 opioid-addicted persons in the California Civil Addict Program revealed a mortality rate of 49%. This was a long-term 33-year follow-up study conducted by Hser et al.[84] Hser's study established the lethality of opiate addiction, if not treated. Daily TV reports capture the epidemic nature of this addiction. These are the bad news. How about the good news? In the first buprenorphine study done in this country by Dr. McDougall,[41] he reported 88% improvement with buprenorphine. This figure, as a simple positive fact, should help us fight against the stigma of opiate addiction.

Pharmacology

Mechanism of Action. The term "opioid" refers to any synthetic narcotics that act as an agonist at any of the opiate brain receptors. Opiate—any preparation or derivative of opium; in medicine describes any of the narcotic opioid alkaloids found as natural products in the opium plant Papaver somniferum. The analgesic (painkiller) effects are due to decrease pain perception, reaction, and increased pain tolerance. Their most common side effects are sedation, respiratory depression, constipation cough suppression and strong euphoria. Major gastrointestinal effects include decreased gut motility and changes in intestinal fluids. Morphine and most of the μ receptor agonists cause miosis. Respiratory depression is the usual cause of death from opioid overdose. After an intravenous injection of an opioid, the user experiences warm skin flushing and a "rush" that last about 45 minutes. The most common feelings associated with the rush are pleasure, relaxation, and satisfaction. In a study the feeling of a rush similar to orgasm was reported by 18% of men and 10% of women. Opioids are easily absorbed subcutaneously and intramuscularly as well as from the gastrointestinal tract, nasal mucosa (when heroin is snorted), and lungs (when opium is smoked). About 90% of excretion of morphine occurs during the first 24 hours, but heroin (diacetylmorphine) is hydrolyzed to morphine. Heroin produces more rapid effects than morphine because it is more lipid soluble and passes the blood brain barrier faster. The drug components are morphine, codeine, and thebaine. Morphine constitutes 10% of opium, and codeine can be obtained directly from opium. Heroin is an ester of morphine diacetylmorphine. Alder Wright, in 1874, synthesized heroin.

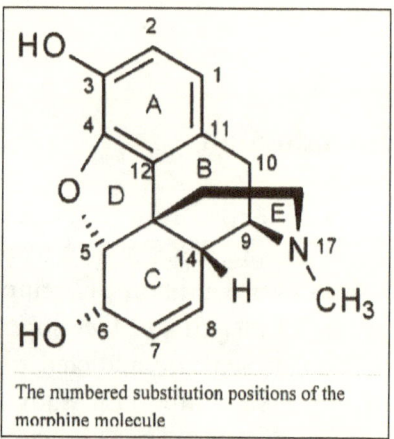

The numbered substitution positions of the morphine molecule

Morphine formula (courtesy of Wikipedia, the free encyclopedia)

Semisynthetic alkaloid derivatives:

- Buprenorphine Hydrocodone (Suboxone-Subotex-Butrans)
- Hydromorphone (Dilaudid-Exalgo)
- Oxycodone (Percocet +acetaminophen)
- Fentanyl
- Meperidine (Demerol)
- Diphenylpropylamine derivatives
- Propoxyphene (Darvocet + acetaminophen)
- Methadone (Dolophine)
- Levomethadyl Acetate (LAAM)
- Loperamide (used for diarrhea does not cross blood brain barrier)
- Benzomorphan derivatives like dextromethorphan.

CESAR A. FABIANI, MD

- Pentazocine (Talwin-agonist/antagonist)
- Nalbuphine-agonist/antagonist
- Levorphanol
- Tramadol (Ultram)
- Brevital (methohexital)
- Diprivan (Propofol)

Opioid antagonists:

- Naloxone (Narcan)
- Naltrexone (ReVia)

Mechanism of Action and Statistics

Opioid analgesics are medications accepted for the treatment of acute and chronic pain associated with active cancer or at the end of life. The widespread practice of prescribing opioids for other types of moderate-to-severe chronic pain generates controversy. The recognition that many patients were being undertreated for their pain leads to a dramatic rise in rates of opioid prescribing analgesia. Chronic pain was estimated in a 2011 study to affect approximately 100 million Americans and to cost roughly $635 billion annually in treatment and loss productivity. In fact in 2009, the incidence of chronic pain in the United States is more than that of diabetes, heart disease, and cancer combined.[85] The magnitude of the problem can be seen in the following figures:

- Prescription for opioids escalated from around 40 million in 1991 to roughly 257 million in 2011. Hydrocodone/acetaminophen was the single most-prescribed drug in the United States. In 2009, for which data are available, an estimated 7 million Americans were abusing prescription drugs.[86]
- Emergency-room visits related to nonmedical use of opioids rose 111% between 2004 and 2008.[87]
- Between 1998 and 2008, the rate of opioid misuse increased 400%.[88]
- Drug overdosed is now the second-leading cause of accidental death in America, exceeded only by car crashes.[89]

Opioid Receptors

Three distinct types of receptors have been identified.

The opioid receptors.

Opioid receptors are activated by several classes of endogenous peptides: endorphins, enkephalins, endomorphins, and dynorphins, which vary in their opiate receptor affinity.

β endorphins and met-enkephalin have greater affinity for the μ ð rather than the κ. Dynorphins favor the κ receptor.

Three distinct receptor genes have been identified—the MOR μ, KOR κ, and DOD ð. It is clear that single nucleotide polymorphisms can alter the effects of opioid agonists on these receptors.

High densities of μ receptors are located in the dorsal horn of the spine, brain stem, thalamus, and cortex, where they can modulate the intensity of incoming pain signals. Within the mesolimbic system μ receptors play a role in regulating reward-motivated behaviors. Their reinforcing actions are produced at least in part by the induction of dopamine release in the nucleus accumbens in the pleasure center of the brain.

Detox Pharmacology

Methadone—for patients taking street heroin methadone from 20-40 mg is adequate. Once a stabilizing dose is found, methadone can be reduced 10% daily to achieve detoxification within 5-10 days. Since relapse rates are very high, extension of the withdrawal period for up to six months can be done. What is important is a good therapeutic relationship with the patient.

Clonidine—an α agonist used as an antihypertensive can be used for detoxification. Since the late 1970s[90] it has been shown to suppress many of the autonomic symptoms of the withdrawal syndrome. In doses starting at 0.1-0.2 mg three times daily (up to 0.6 mg/day) for approximately ten days for heroin and 14 days for methadone, detoxification hypotension and sedation are common side effects. Guanfacine, another ά agonist, compared with clonidine is less likely to produce hypotension. It is given in doses of 0.03-1.5 mg by mouth daily.

Opioid Substitution Therapy—can be accomplished with LAAM but not recommended due to the potential to prolong the QT wave or to induce a severe arrhythmia (torsade de pointes). Methadone and

Buprenorphine are preferred. I will describe the Buprenorphine option due to their efficacy. Despite the misinformation and bad reputation that methadone maintenance program may have. It has saved many lives and has diminished the incidence of HIV infection as well as the criminal behavior of millions worldwide.

Buprenorphine

Since 1990 it has been recognized as an effective agent for opioid detoxification. Although never approved by the FDA, the intramuscular formulation Buprenex had been used for this purpose. Now it is replaced by Subutex and Suboxone in film preparation and doses of 2-4-8 mg. (Suboxone has added naloxone in 0.5-1-2 mg respectively.) However, the generic approval of buprenorphine, effective March 2013, will be in pill form. The sublingual film preparation is becoming the standard for detoxification of opiates. For more details about buprenorphine I will refer the reader to a U.S. publication, which, in my opinion, is the Bible of Buprenorphine.[91] For detoxification it can be given from 4-8 mg on the first day and 8-16 mg the second day and up to 32 mg on day three or four. It can be accomplished in seven days easily, and also at-home protocols have been reported successful.[92]

Let us remember than detoxification alone is usually noneffective. Strong efforts must be made to interest the addicted person in further treatment.

Before describing Buprenorphine maintenance, let me remind the reader that in a not-too-distant future we will have pharmacogenetics helping clinicians to match the particular person to a particular treatment modality. For whom is naltrexone, methadone maintenance, or Buprenorphine indicated? Once we answer this very important question we will have taken the right step in resolving the stigma with evidence-based information in the treatment of opioid addiction.

Buprenorphine and Psychiatric Comorbidity

This problem is easily resolved if the physician who is licensed to prescribe buprenorphine is also a psychiatrist. However, this may not be the case. The most common comorbidity is depression / anxiety disorder with opioid addiction. In general if the case is mild it can be managed by the Primary Care Physician. However, certain caveats need to be mentioned.

Patients who are not appropriate for buprenorphine treatment are the following:

- Acute and high suicidal or homicidal risk.
- Acute psychotic disorders found in many bipolar and schizophrenic disorders.
- Active self-medication with benzodiazepines, such as Xanax (Alprazolam), or other sedative substances like alcohol, which have the potential to produce a synergistic respiratory depression. Although this is not a total contraindication, it is a red flag.
- Pregnant patients should be referred to a methadone maintenance program.

If a primary-care physician is assessing for psychiatric comorbidity, he or she may refer the patient to a different practice according to the diagnosis. For instance, if the patient has PTSD. One very successful evidence-based approach is the Seeking Safety protocol,[93] which provides integrated treatment for women with PTSD and co-occurring addiction. The same could be said if the patient has a comorbid HIV condition or chronic pain disorder. Appropriate referral should be made.

Regarding drug interactions between buprenorphine and other psychotropic medications.

These are not very common. However, some medications have the potential to inhibit buprenorphine metabolism by inhibiting the action of CYP3A4. This may cause some cognitive impairment in patients with HIV disease treated with atazanavir plus ritonavir,[94] in which case the levels of both buprenorphine and norbuprenorphine would be elevated. The same may happen with fluvoxamine (Luvox). Diazepam and other benzodiazepines may cause sedation and memory deficits. Notwithstanding buprenorphine is not itself known to alter metabolism of other drugs. For this reason buprenorphine may be a better choice than methadone.

Elinore F. McCance-Katz[95] gives nice and simple guidelines on how to manage co-occurring psychiatric disorders and buprenorphine. It is worth emphasizing that 16 mg of buprenorphine daily has been shown to bind to 79%-95% of μ receptors. Due to its long half-life, buprenorphine can be given on a thrice-weekly dosing.[96]

The literature supports the efficacy of substitute prescribing with methadone or buprenorphine in treating opioid addiction. Evidence

CESAR A. FABIANI, MD

is also surfacing that the provision of methadone or buprenorphine by primary-care physicians as part of community maintenance programs[97] is feasible in the United States and other countries.

Recommendations to prevent buprenorphine diversion.

- Use only the film buprenorphine preparation
- Educate patients about the risk of unintended pediatric exposure to buprenorphine to prevent it.
- Prevent lax or inappropriate prescribing practices.
- Provide limit setting by trying to titrate buprenorphine to the lowest effective dose / educate patients about "street market" illegality / code pouch number which allows to trace back buprenorphine to the person to whom buprenorphine was originally prescribed.
- Implementation of Risk Evaluation Mitigation Strategy (REMS).
- Good stewardship, proactive, and responsible.

Buprenorphine (Suboxone) end of treatment options.

According Dr. Pinciotti[98] there are five different options to end patients on buprenorphine. Remember that some patients may have a combination of these five types. Dr. Pinciotti is a well-experienced Buprenorphine physician and speaker for Reckitt Benckiser pharmaceutical company.

- Some people take Suboxone for the prescribed minimum of 6-12 months; and then they taper their dose, have no symptoms, and stop entirely.
- Other patients taper after 6-12 months but choose to stay on a low dose as a blocker to prevent relapsing.
- Those patients who have physical pain for various conditions may slowly feel their pain increase as their Suboxone dose decreases. Since their medicine does confer moderate pain relief, they choose to remain on Suboxone as a pain relief (not approved by the FDA but can be given as off label).
- With higher dosages of street drugs, there are individuals who have created a permanent damage to their brain receptors. They will experience drug cravings for a long time, possibly forever, and they must remain on Suboxone at a lower dose to prevent relapsing.

- Certain underlying medical mental conditions, such as bipolar disorders, ADHD, a mixture of depression and anxiety, can trigger relapse. One way of explaining this is that their receptors are genetically abnormal or imbalanced, and they will forever crave drugs if their receptors are not filled with something. These people are at very high risk of relapsing if not on buprenorphine maintenance.

Table 10. Diversion risk

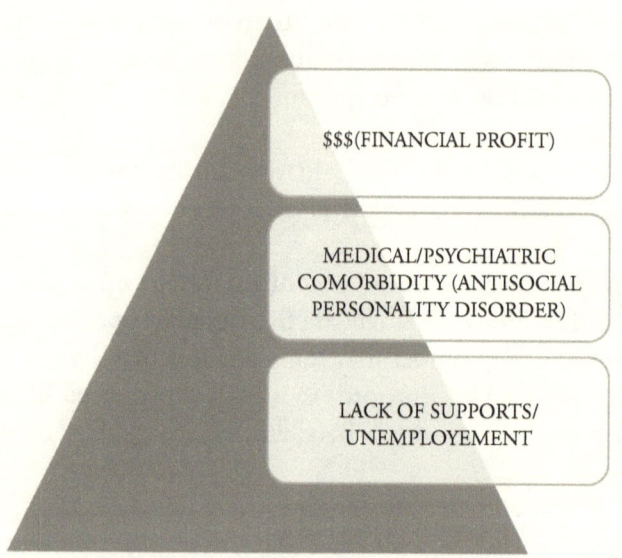

$$$(FINANCIAL PROFIT)

MEDICAL/PSYCHIATRIC COMORBIDITY (ANTISOCIAL PERSONALITY DISORDER)

LACK OF SUPPORTS/ UNEMPLOYEMENT

Pharmacovigilance refers to the range of procedures and processes used to achieve the balance between pain relief and the risks associated with opioid analgesic prescription.

The dramatic increase of, addiction, diversion, overdose, and death calls for tighter regulation and more widespread use of buprenorphine film or transdermal since the risk of respiratory depression with buprenorphine, if not combined with benzodiazepines, is very slim or none.

I could cite every week reports of opiate figures in different age, ethnic, gender groups. All show that the incidence and prevalence of opiate addiction has reached epidemic proportions. What is not very well-known is the success that some of the new pharmacological interventions have in treating this serious brain illness.

CESAR A. FABIANI, MD

In July 2012, the U.S. Food and drug Administration (FDA) released its final Risk Evaluation and Mitigation Strategies (REMS) content guidelines for prescriber education related to extended-released(ER) and long-acting (LA) opioid analgesics.[99]

In addition and in order to prevent nonappropriate opioid prescription a recent small book gives some guidelines.[100] This guidelines would apply to buprenorphine since it is an opioid. Except that in this book buprenorphine is not mentioned. Also to follow is the Federation of State Medical Boards established in 2011, a model policy[101] in which the pain management is considered an important and integral to the practice of medicine, acknowledging that the prescription of opioids may be necessary for the relief of pain. In a preamble, it states, "For the purposes of this policy, the inappropriate treatment of pain includes non-treatment, under-treatment, over-treatment, and the continued use of ineffective treatments."

On section II of the book, the following guidelines are listed:

1. Evaluation of the patient
2. Treatment plan
3. Informed consent and agreement for treatment outlining patient responsibilities, including
   a. urine/serum medication levels screening when requested
   b. number and frequency of all prescription refills
   c. reason for which drug therapy may be discontinued (e.g., violation of agreement)
4. Periodic review
5. Consultation
6. Medical records
7. Compliance with controlled substances laws and regulations.

Section III: Definitions, including pseudo-addiction—"The iatrogenic resulting from the misinterpretation of relief seeking behavior as though they are drug-seeking behaviors that are commonly seen with addiction. The relief seeking behavior resolves upon institution of effective analgesic therapy."

The use of contracts or agreements is useful and should be revisited frequently.

The following helps differentiate between the addict patient and the patient with chronic pain syndrome.

Table 11. Chronic pain / addicted patient

> Uses Medication judiciously / Wants to decrease medication if adverse effects / Improves quality of life

- Chronic-Pain Patient

> Medication use is out of control/Always wants more medication—compulsive use/Continues using despite adverse consequences/Quality of life Impairment

- Addicted Patient

Essentially this table shows the existence of the three Cs in the addicted patient.

Finally to prevent the diversion of opiates, the use of PDMPs (prescription drug monitoring programs)[102] is a high priority. It may, for instance, using the Internet, alert physicians about patients who are "doctor shopping" or using different pharmacies. Because of the 2005 congressional approval of the National All Schedules Prescription Electronic Reporting Act (NASPER), a PDMP will most likely be implemented in the doctor's next licensure renewal cycle.

Key Points

- Treat to Target

> ## Primary Prevention

Preventing this disease from occurring involves education of patients and professionals who are high risk of developing this addiction. For instance, among patients who have family or personal history of addiction or work in occupations where these drugs are easily accessible (doctors, nurses, etc.).

> ## Secondary Prevention

Early diagnosis and pharmacological treatment with

- Methadone maintenance—mostly for heroin addiction, unemployed with ASP (Antisocial Personality Disorder) as comorbidity.
- Buprenorphine—for motivated patients with steady job histories. Mostly addicted to pain killers such as Vicodin. When comorbid mood, depression/anxiety disorders can be useful as monotherapy or safely combined with antidepressants or mood stabilizers

Table 12. Pharmacological combinations

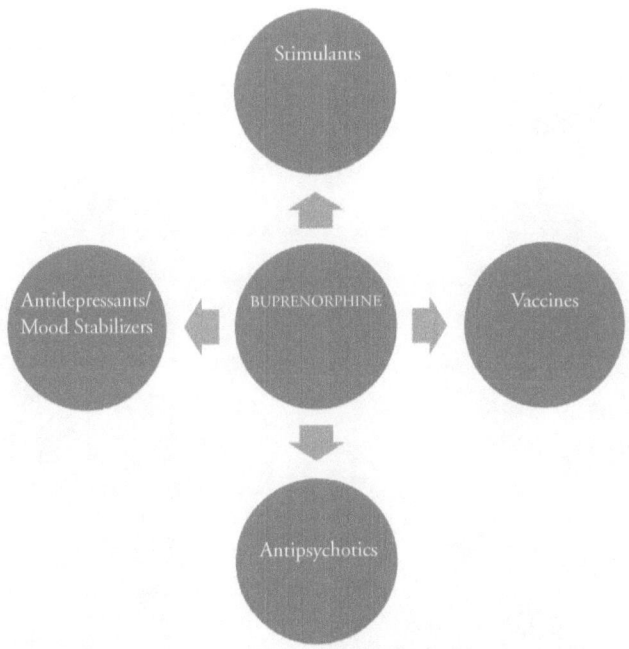

- Naltrexone—for highly motivated patients, mostly workers in the health field.

In case of psychiatric comorbidity, the same as above.

Simultaneous or Combined Pharmacology.

I could not agree more with a recent article[103] that promotes the emerging view that in many cases the occurrence of an addiction with another psychiatric disorder "in all likelihood needs its own distinct treatment plan. We identified research supporting the approach of combining two pharmacotherapies, one for mood symptoms and another for substance dependence. Although we believe this approach could be a model for future clinical practiced, it requires further research. Scientific inquiry has only begun to address this relatively neglected treatment area and to recognize the challenges in identifying the best treatment approach for co-occurring substance dependence and other psychiatric disorders." Nora Volkov in her 166th APA Annual Meeting, May 20th, 2013 presentation recommends the use of stimulants to treat comorbid ADHD. Stimulating the prefrontal cortex allows the use of psychotherapy. Also she endorses the combination of medications.

➤ Tertiary Prevention

Diminishing disability by use of pharmacotherapy and attending self-help groups plus practicing relapse prevention and contingency programs.

CAN LESSONS BE LEARNED FROM PORTUGAL'S DRUG LAWS?

"One cannot direct the wind, but we can adjust the sails."
—Colloquial Proverb

Portugal, a pioneering nation

PORTUGAL ALSO CLAIMS to be the oldest European nation-state when Portugal established itself as an independent kingdom from Leon in 1139.[104] In this pioneering country, in 2001 a law decriminalizing possession of effectively all drugs that are still illegal in other developed nations, including, but not limited to, marijuana, cocaine, heroin, and LSD, was approved. While possession is legal, trafficking and possession of more than "ten days' worth of personal use" are still punishable by jail time and fines. Consequently Portugal has arguably the most liberal laws concerning possession of illicit drugs in the Western world.

The drug and the new drug law phenomenon in Portugal.[105, 106] The amount of knowledge about the drug phenomenon in Portugal is still unsatisfactory. One of the main objectives of the newly created Portuguese Drug Institute is to rationalize resources in this area, now brought together in the New Drugs and Drug Addiction Information Centre. The data available in 1998 revealed that heroin was, without

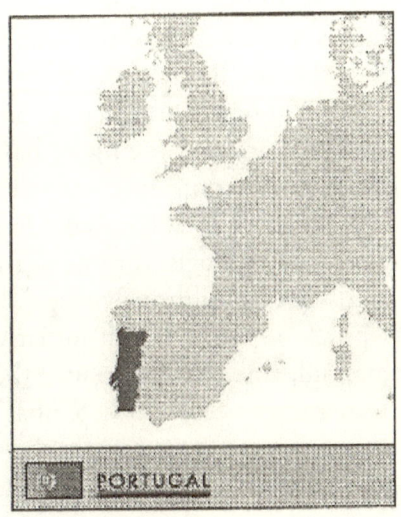

Portugal is the westernmost country of mainland Europe (courtesy of Wikipedia, the free encyclopedia)

a shadow of doubt, the drug that had the most damaging social and health effects. It is responsible for the high level of HIV infection and forms of hepatitis, for the growing number of addicts with AIDS, for the unemployment that affects a considerable number of drug addicts, for most of the police intervention with alleged offenders, for most drug law convictions, and also for the continuing growth of overdose cases.

Portugal's enlightened policy that favors public health over the criminalization of drug-addicted persons came about in 2001, when the socialist government changed the law to turn possession of drugs into an "administrative offense," sending those caught with drugs for personal use to a "discussion board" rather than to face prosecution and criminalization. If this is the person's first appearance before the board, the individual will be given a warning. It was found that as a consequence of the change in law, more drug-addicted persons are receiving treatment. This new law not doubt also shatters stigma.

The number of individuals in treatment increased in Portugal from 23,654 to 38,532 between 1998 and 2008. While between the same years the number of cases of HIV was reduced from 907 to 267. This significant change and trend has been attributed to the expansion of harm reduction services. Initially Dr. Fatima Trigeiros feared that decriminalization would make people flock to Portugal, however this has not happened. Before the addicted person feared to be taken to court. Now they are taken to the dissuasion boards in 72 hours.

In 1999 37% of injecting opiate addicts were receiving methadone.

Ten years later the figure has jumped to 67%. The number of people convicted on drug offenses fell from 44% of the prison population in 2000, to 21% in 2005. According to Elisabete Moutinho, who works as a clinical psychologist for one of the drug outreach programs funded by the Ministry of Health in Portugal, "We are not here to judge or scold. This is purely a public health initiative. We want these people in the system, unafraid, able to come to us if they are in need. But they do not get AIDS from a dirty needle, or hepatitis. They are not beaten by gangs or arrested or put in jail. There is no police corruption, because there is nothing to get rich from. It is a program that reduces harm, and I don't see a better approach."

In Portugal more than 90% of costs are now devoted to treatment, not punishment. As a physician member of the outreach program (which in a methadone van serve about 600 people a day) stated, "I think what's hard is to acknowledge is reality. These people are living in the real world. Because I know what the other side looks like. It is ugly. Perhaps it is a national failing, but I prefer moderate hope and some likelihood of success to the dream of perfection and the promise of failure."

Provided the pioneering efforts of Portugal hold true, what international consequences will this law have in the future if it is correct?

Along these lines I would like to mention two states in the USA-Colorado and Washington—where marijuana will be legal. It is possible that by December 1, 2013, pot will be legally purchased in Seattle. In this city the person in charge of implementing this historically important task is Randy Simmons.[107] This initiative will treat pot like alcohol, "a substance adults should be allowed to use responsibly." He adds, "No matter what product you are regulating, whether it is alcohol or marijuana, you have to get back to the agency's (Washington State Liquor Control Board) mission, which is public safety."

In the light of this, we need to reassess the findings of the 2009 World Drug Report, which concluded that the so-called war on drugs is both costly and ineffective. Just let us look at the more than 50,000 people killed in the year 2012 because of Mexico's war on drugs.

Key Points

- Portugal is a pioneering nation; as such it has decriminalized drug addiction with a new law approved in 2001.
- A consequence of this new law is a decrease in stigma and an increase in the number of persons who want help and treatment for this addiction.
- Another positive consequence of this new law is that the number of patients with AIDS has diminished.
- Drug dealing and criminality have diminished. Now the government has more money to treat and not to punish.

FLIGHT

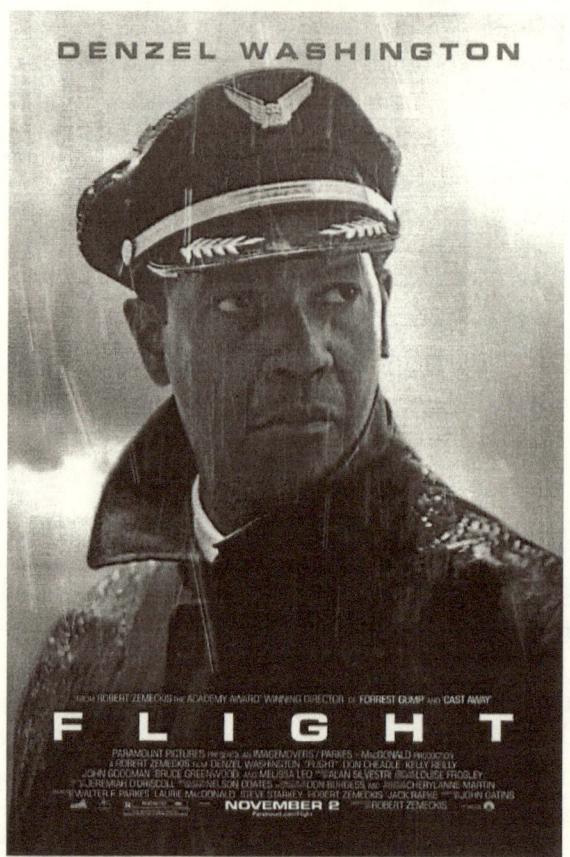

Surrender to Win
AA SLOGAN

I WILL FINISH THIS book sharing with the reader a splendid movie I saw on November 3, 2012—*Flight*. The superb actor Denzel Washington, in this movie, portrays the concept of freedom from addiction better than I can ever tell. He plays an addicted-to-alcohol and cocaine pilot. He is charged with manslaughter and flying drunk a defective plane. Although he is a gifted pilot, in a miraculous maneuver, he crash-lands his plane. He saved the life of 96 out of 100 passengers and three of five crew members in an inverted plane flight, which in a pilot simulator no other pilot can execute. He is hailed as a hero. Fed up with his lying as an alcohol-addicted person, he could not tell one more lie. He wants to finish his lifelong history of lying, mindful that he would lose his pilot license and that his chances of getting it back are slim to none. He feels free from stigma. He states, "It is fair," and confesses, "I am an alcoholic. I was drunk when I flew the plane. I am drunk now." He is convicted to prison, and thanking God for being sober, he states, "It is going to sound stupid coming from a man locked up in prison, but for the first time in my life I feel *free*." The freedom one person experiences when he no longer drinks alcohol is unique. In his last drunken spree he portrays so vividly the loss of control, compulsive and continued use of alcohol despite the fact that he is going to face the federal court tribunal next day. The three Cs that define addiction—loss of control, compulsive, and continued use despite negative consequences are present.

At the end of the movie a new life opens up. His son goes into prison to interview him. He states, "A college counselor asked me to write an essay for a college application. Its title: 'An Interview with the Most Fascinating Person I Have Never Met' . . . Dad, who are you? . . . That is a good question . . ." Now he is free from stigma and addiction!

Key Point

- The movie *Flight* portrays perfectly freedom from stigma and addiction.

CONCLUSIONS

- Liberation from addiction can be achieved with scientific education, regarding addiction being a brain medical disorder, to eliminate stigma.
- Applying the biopsychological model total abstinence from alcohol with AA (Alcoholics Anonymous) participation, NA (Narcotics Anonymous) for opiate addiction, CA (Cocaine Anonymous) for cocaine addiction and cognitive behavior therapy (CBT) is the sine qua non of treatment.
- For Alcohol Addiction. The following pharmacological recommendations, according psychiatric comorbidity and different types of addiction, are: naltrexone, disulfiram, acamprosate which can be combined with mood stabilizers (including antipsychotics) and antidepressants.
- For Cocaine Addiction and Other Stimulants Addiction, clinically complicated by comorbidities such as Attention Deficit Hyperactivity Disorder, the use of stimulants (approved by the FDA for ADHD) is recommended. For nicotine addiction after several relapses, e-cigarettes are an alternative.
- For Opiate Addiction with comorbidities such as Chronic Pain Disorder or Bipolar Disorder. Methadone maintenance, buprenorphine substitution or naltrexone are indicated. These medications can be safely combined with mood stabilizers and antidepressants.

NOTES

1. Statue of Liberty.http://en.wikipedia.org/wiki/Statue_of_Liberty.11/8/2012.
2. Prometheus.http://en.wikipedia.org/wiki/Prometheus.11/8/2012.
3. Engel, G. L. The Need for a New Medical Model: A Challenge to Biomedicine. Science 1977; 196: 129-136.
4. Dr. Bob and the Good Old Times, pp. 9-23. Alcoholic Anonymous Services Inc., 1980.
5. Jaffe S.L.Adolescents an Addiction. Audio-Digest PSYCHIATRY. Volume 41, Issue 22. November 21, 2012.
6. "Fifty Years with Gratitude," Alcoholic Anonymous, World Services Inc., September 1985.
7. *Alcoholismus chronicus,eller Chronisk alkoholssjukdom:*Stockholm und Liepzig.1852.http://books.google.com/? Retrieved 19 February 2008.
8. Rush B. Inquiry into the Effects of Ardent Spirits upon the Human Body and Mind. College of Physicians. Philadelphia. 1785.
9. http:en.wikipedia.org/wiki/E._Morton_Jellinek 11/15/201210.
10. Valliant GE. The Natural History of Alcoholism Revisited. Cambridge, Massachusetts: Harvard University Press,1995.11.
11. DSM-5.Diagnosis and Statistical Manual of Mental Disorders. American Psychiatric Association.May,2013.
12. Fabiani C. Addictions and Buprenorphine.pp.12-13.Xlibris.2012
13. Fabiani CA. La Enfermedad Farmacodependencia. MEDICO Interamericano.September,1988.?
14. Diaz, Villamil A., "La Leyenda de la Coca," in *Las mejores leyendas y tradiciones de Bolivia*, Antonio Paredes.
15. Bandelier, A. F., Aboriginal trephining in Bolivia. Antropol 6 (4):July-September 1904.
16. Riveros, Tejada A., The Coca Nostra.Doc. La Paz, Bolivia 11/15/10.
17. F.Gaedcke (1855). "Ueber das Erythroxylin, dargestellt aus den Blättern des in Südamerika cultivirten Strauches Erythroxylon Coca". *Archiv der Pharmazie* 132 (2): 141-150.doi: 10.1002/ardp.18551320208 (http://dx.doi.org/10.1002%Fardp.18551320208).

18. Albert Nieman (1860). "Ueber eine neue organische Base in then Cocablättern." Archiv der Pharmazie. 153 (2):129-256.

19. Carter, W., Mamani, M. "Irpa Chico": Individuo y Comunidad en la cultura Aymara. La Paz, 1982.

20. Carter, W., Mamani, Pocoata. Uso Tradicional de la coca en Bolivia. America Indigena XXXVIII (4): 905-937, 1978.

21. Cocaine,coca cultivation,http://factsanddetails.com/world.php?itemid=1214 &catid=54$subcaid=384.10/25/2012.

22. Linden, D. J. The compass of Pleasure. Cocaine, Nicotine and Your Inner Dog. February 2, 2011.22.

23. Freud, S. "Uber Coca." Secundaratz. Im K. K. Allgemeinen. Krankehause in Wien. Centralblatt fur die ges. Therapie. 2, 289314, Juli 1884.

24. Koller, Carl, "Personal Reminiscences of the First Use of Cocaine as a Local Anesthetic in Eye Surgery." Read at the Sixth Annual Congress of the Anesthetists of the United States and Canada in joint meeting with the International Anesthesia Research Society, VII, No. 1 January-February 1928.)

25. Halsted W (1885). "Practical comments on the use and abuse of cocaine." *New York Medical Journal* 42:483

26. Mantegazza. "Sulle virtu igieniche e medicinali della coca. Memoria onorata del Premio dell'Aqua nel concorso di 1858, estratto dagli Annali Universali di Medicina, 1959."

27. Barlow William. *"Looking Up At Down": The emergence of Blues Culture.* Temple University Press (1989), p.207.ISBN 978-0-87722-583-6.

28. Streatfeild, Dominic (2003). Cocaine; *An Unauthorized Biography.* Picador. ISBN 978-0-312-422226-4.

29. http://industriabolivia.bloggspot.com/2012/03/botica-de-la-paz-creo-jarabe-en-base.htlm.

30. Madge Tim (2001). *White Mischief: A cultural History of Cocaine.* Edinburgh: Mainstreat publishing Company. pp. 106.

31. Gootenberg, Paul Ed.(1999). *Cocaine: Global Histories.* **London**: Routledge. pp. 40.

32. Fabiani C. From Coca Chewing to Cocaine Smoking. pp. 101-115.Resident & Staff Physician. March 15, 1991.

33. http://en.wikipedia.org/wiki/Cocaine_paste.10/25/2001?

34. Jeri FR, et al: Further experience with the syndromes produced by coca-paste smoking. Bull Narc 30:1-11, 1978.

35. Noya, ND.: Coca and Cocaine: a Perspective from Bolivia. The International Challenge of Drug Abuse. NIDA Research Monograph 19, 1978.

36. Aramayo G, Sanchez M: Clinical manifestations using cocaine-paste. In: Cocaine 980: Proceedings of the International Seminar on Coca and Cocaine. Jeri FR (Ed), pp. 120-126, lima, Peru, Pacific press, 1980.

37. Fabiani C. Cocaine Abstinence Syndrome (SAC).MEDICO Interamericano. May, 1987.

38. "OPiate-Definitions from Dictionary.com"(http://dictionary.reference. com/browse/Opiate. Dictionary.reference.com://dictionary.reference.com/ browse/OPiate. Retrieved 2008-07-04.

39. Dole VP, Nyswander MN: A medical treatment for diacetylmorphine (heroin) addiction. JAMA 1193;646-650, 1965.

40. Vargas-Perez, H.; Ting-A-Kee, R.; Walton, C.H.; et al.(2009). "Ventral Tegmental Area BDNF Induces an Opiate-Dependence—Like Reward State in Naïve Rats"(//wwwncbi.nlm.nih.gov/pcm/articles/PMC2913611). Science 324(5935):1732-34.

41. Buprenorphine: New Medication to Treat Substance Abuse(http:// www.cumc.columbia.edu/news/journal/-o/fall-2004/ca.html), Mathew Dougherty.

42. Gonzales Carrero, A. Drogas que producen dependencia.DR.Monte Avila Editores, CA.Caracas,Venezuela,1981.

43. Webster's Third New International Dictionary.1993 By Merriam-Webster, Incorporated.

44. http://www.shatterthestigma.com 7/7/2012.

45. Leshner, A., "Addiction Is a Brain Disease, and It Matters." Sober Re-Sources: In Search of the Neurobiology of Addiction Recovery. September 6, 2007.

46. Volkov NA,Li,Ting-Kai. "Drug Addiction: The Neurobiology of Behavior Gone Awry." Principles of Addiction Medicine pp. 3-12.2009 by Lippincott Williams and Wilkins.

47. http://en.wikipedia.org/wiki/Joseph_Guislain. 7/26/2012.

48. http://en.wikipedia.org/wiki/Eugene O'Neill. 7/17/12.

49. Eugene O'Neill-Long Day's Journey Into Night. http://www.exampleessays. com/viewpaper/75550.html 7/14/2012.

50. The Addiction performance Project Presents Long Day's Journey into Night. Forum 7. 165th Annual Meeting American Psychiatric Association. May 5-9, 2012.

51. Ms Leanne Riley(31 January 2003). "WHO to meet beverage company representatives to discuss health-related isssues"(http//wwwwho.int/ mediacentre/news/releases/2003/pr6/en/index.html.

52. Bouchery, Ellen E.;Harwood, Henrick J.; Sacks, Jeffrey J.; Simon, Carol J.; Breweer, Robert D.(2011). Economic costs of Excessive Alcohol Consumption in the U.S., 2006. *American Journal of preventive Medicine* 41(5).

53. Schuckit MA: Vulnerability factors for alcoholism, in Nueropsychopharmacology: The Fifth Generation of Progress. Edited by Davis KL, Charney D, Coyle JT, et al. Philadelphia, PA, Lippincott Williams & Wilkins, 2000b, pp. 1399-1412.

54. Chen CC, Lu RB, Chen YC, et al: Interaction between the functional polymorphisms of the alcohol-metabolism genes in protection against alcoholism. Am J Hum Genet 65:795-807, 1999.

55. Volkow ND, Wang GJ, Ovedrall JE, et.al: Regional brain metabolic response to lorazepam in alcoholics during early and late alcohol detoxification. Alcohol Clin Exp Res 21:1278-1284, 1997.

56. Covault C, Gerlenter J, Hesselbrock V, et al: Allelic and haplotypic association of GABRA2 with alcohol dependence. Am J Med Genet B Neuropsychiatr Genet 129:104-109, 2004.

57. Dr. Charles O'Brien Receives the James B. Isaacson Award for Lifetime. www.drugabuse.gov/news-events/nida-notes/2012/ 1/23/2013.

58. An Evaluation of μ—Opioid Receptor(OPRM1) as a predictor of Naltrexone Response in the Treatment of Alcohol Dependence. Anton, RF et al. ARCH GEN PSYCHIATRY/VOL 65(No.2),February 2008.

59. Volpicelli JR, Watson NT, King AC, et al: Effects of naltrexone on alcohol "high" in alcoholics. Am J Psychiatry 152:613-615, 1995.

60. Schuckit MA, Tapert S. Textbook Of Substance Abuse treatment. Alcohol. pp. 151-166.Third Edition. American Psychiatric Publishing Inc., 2004.

61. Mark TL, Kranzler HR, Song X, et al: Physicians' opinions about medications to treat alcoholism. Addiction 98:617-626, 2003.

62. Ray LA, Barr CS, Blendy JA, Oslin D, Glodman D, Anton RF: The role of the SN40Asp polymorphism of the mu opioid receptor gene (OPRM1) on alcoholism etiology and treatment: a critical review. Alcohol Clin Exp Res 2012; 36:385-394.

63. Cloninger CR, Sigverdsson S, Bohman M: Type I and Type II alcoholism: an update. Alcohol Health and Research World 20:18-23, 1996.

64. Favazza AR, Martin P:Chemotherapy of delirium tremens: a survey of physicians' preferences. Am J psychiatry 131:1031-1033, 1974.

65. Kranzler HR, Tinsley JA9eds): Dual Diagnosis: Substance Abuse and Comorbid Medical and psychiatric Disorders, 2nd Edition. New York, Marcel Dekke, 2004.

CESAR A. FABIANI, MD

66. COMBINE Study Research Group: "Effect of Combined Pharmacotherapies and Behavioral Interventions for Alcohol Dependence." May 2, 2006, issue of the *Journal of the American Medical Association*. Volume 295, Number 17, pp. 2003-2017.

67. A Epstein. "The Early Diagnosis and Management of Rheumatoid Arthritis and Associated Comorbidities." The Philadelphia County Medical Society, Philadelphia, PA. February 5, 2013.

68. Salloum IM, Cornelius JR, Daley DC, Kirisci L, Himmelhoch JM, Thase ME: Efficacy of valproate maintenance in patients with bipolar disorder and alcoholism: a double-blind placebo controlled study. Arch Gen Psychiatry 2005; 62:37-45.

69. *Issues* in Drug Dependence. Audio-Digest PSYCHIATRY. Volume 41, Issue 19. October 7, 2012.

70. Volkow ND, Fowler JS, Gatley SJ, et al: PET evaluation of the dopamine system of the human brain. J Nucl Med 37:1242-1256, 1996b.

71. Sziraki I, Sershen H, Hashim A, et al: receptors in the ventral tegmental area mediating nicotine-induced dopamine release in the nucleus accumbens. Neurochem Res 27:253-261, 2002.

72. About.com.archeology. Tobacco History by K. Kris Hirst. http://archeology. about.com/od/tterms/qt/Tobacco-History.htm.12/13/2012.

73. DeNoon, Daniel (2006-08-11). "Nicotine slows Parkinson's disease." Retrieved 2009-12-27

74. http://en.wikipedia.org/wiki/Electronic cigarette. 9/7/2012

75. Ben Hirschler(24 August 2012). "Greek study finds e-cigarettes no treat to heart" (http://www.reuters.com/article/2012/08/25/us-heart-ecigarettes-idUSBRE87O05Y20120825).

76. Sato M:Psychotoxic manifestation in amphetamine abuse. Psychopharmacol Bull 22:751-756, 1986.

77. Ellinwood EH Jr.: Assault and homicide associated with amphetamine abuse. Am J psychiatry 127:1170-1175, 1971.

78. Kosten TR, Rosen M, Bond J, et al: Human therapeutic cocaine vaccine: safety and immunogenicity. Vaccine 20:1196-1204, 2002b.

79. Ziedonis Dm, Kosten TR: Depression as a prognostic factor for pharmacological treatment of cocaine dependence. Psychopharmacol Bull 27:337-343, 1991.

80. Carroll KM, Fenton LR, Ball SA, et al: Efficacy of disulfiram and cognitive behavior therapy in cocaine-dependent outpatients: a randomized placebo-controlled trail. Arch Gen Psychiatry 61:264-272, 2004.

81. Margolin A, Kosten TR, Avants SK, et al: A multicenter trial of bupropion for cocaine dependence in methadone-maintained patients. Drug Alcohol Depend 40:125-131, 1995

82. Saxon AJ. Treatment of Methamphetamine Dependence. Audio-Digest PSYCHIATRY. Vol. 41, issue 19. October 7, 2012.

83. IMS Health. IMS National Prescription Audit. February 23, 2012.

84. Hser YI, Hoffman V, Grella CE, et al: A 33-year follow-up of narcotic addicts. Arch Gen psychiatry 58:503-508, 2001.

85. American Cancer Society (ACS). Cancer Facts and Figures 2012. Atlanta: ACS; 2012.

86. Substance Abuse and Mental Health Services Administration. (2010). Results from the 2009 National Survey on Drug Use and Health: Volume I. Summary of National Findings (Office of Applied Studies, NSDUH Series H-38A, HHS Publication No. SMA 10. 4586Findings). Rockville, MD.

87. Substance Abuse and Mental Health Services Administration, Office of Applied Studies. (June 18, 2010). The DAWN Report: *Trends in Emergency Department Visits Involving Nonmedical Use of Narcotic Pain Relievers. Rockville,* MD. Available at: http://www.samhsa.gov/data/DAWN.aspx.

88. Substance Abuse and mental health services Administration. Treatment episode Data set. Substance abuse Treatment admissions involving abuse of pain relievers. SAMHSA ; 1998 and 2008. July 15, 2010.

89. Centers for Disease control and prevention (CDC).Unintentional drug poisoning in the United States, July 2010.National Center for Injury Prevention and Control, CDC. Available at: http//www.cdc.gov/ HomeandRecreationalSafety/pdf/poison-issue-brief.pdf. Accessed August 28, 2012.

90. Gold MS, Redmond DE, Kleber HD: Clonidine in opiate withdrawal. Lancet 1:929-930, 1978.

91. Clinical Guidelines for the Use of Buprenorphine in the Treatment of Opioid Addiction. TIP 40. U.S. Department of Health and Human Services. 2004.

92. Lee, J.D., Grossman, E., DiRocco, D., et al., Home buprenorphine/ naloxone induction in primary care. J G Intern medicine 24:226-232, 2009.

93. Najavits LM: Seeking Safety: A treatment Manual for PTSD and Substance Abuse. New York, Guilford, 2002.

94. Bruce RD, Altice FL: The case reports of a clinical pharmacokinetic interaction with buprenorphine and atazanavir plus ritonavir. AIDS 20:783-784, 2006.

95. McCance-Katz E.F. Psychiatric Comorbidity. Pp. 165-190.Handbook of Office-Based Buprenorphine Treatment of Opioid Dependence. Renner JA, Levounis P. American Psychiatric Publishing Inc., 2011.

96. Petry NM, Bickel WK, Badger GJ: A comparison of four buprenorphine dosing regimens using open-dosing procedures: is twice-weekly dosing possible? Addiction 95:1069-1077, 2000.

97. Simoens S., Mathenson C., Ludbrook A. The effectiveness of community maintenance with methadone or buprenorphine for treating opiate dependence. Br J Gen Pract. 2005 February 1;55(511):139-146.

98. Pinciotti, jodeoh60@aol.com. Suboxone end of treatment. December 13, 2011.

99. U.S. Food and Drug Administration (FDA) news release. FDA Introduces new safety measures for extended-release and long-acting opioid medications. July 9, 2012.

100. Fishman, Scott M. Responsible Opioid prescription. CME Activity Copyright 2009. The University of Wisconsin Board of Regents.

101. Federation of State Medical board website:www.fsmb.org/pain.

102. Informed 2012-2013 Pennsylvania Patient Safety Update. pp. 67-103. www.pa.cme.edu.

103. Pettinati HM, O'Brien CP, Dundon WD. Current Status of Co-Occurring Mood and Substance Use Disorders: A New Therapeutic Target. Am J Psychiatry 170:1, pp.23-30, January 2013.

104. Portugal. from Wikipedia, the free encyclopedia. http://en.wikipedia.org/wiki/Portugal.10/11/2012.

105. Can lessons be learned from Portugal's drug laws? Mathew Hill BBC health correspondent. BBC News.UK.2 October 2010.

106. Specter M. Getting A Fix. The New Yorker. pp. 36-45. October 17, 2011.

107. Board Gets Pot Lessons.A4 News. The Seattle Times. Friday, March 15, 2013.

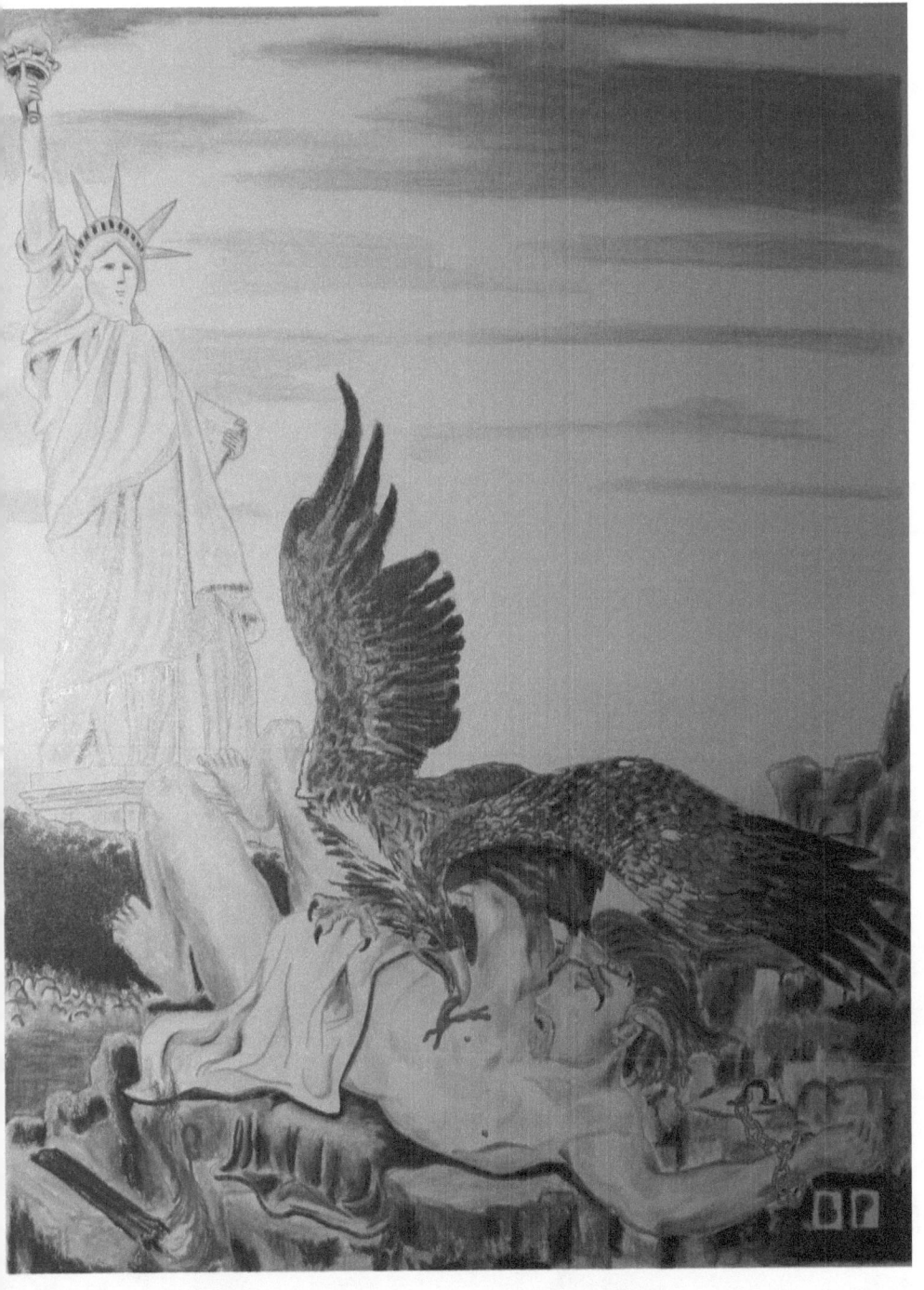

LIBERACIÓN *de las* ADICCIONES

CESAR A. FABIANI, MD.,

D.L.F.A.P.A., DIRECTOR MEDICO-APM

Portada: Pintura del artista Brian Panning

Dedico este libro a mis pacientes.
Sin su inspiración este libro no se hubiera escrito.

Estatua De La Libertad.-

En la portada se ve la estatua de la libertad (1) (El mundo iluminado por la libertad) una colosal escultura erigida en la isla de La Libertad, ubicada en el Puerto de New York. Dicho monumento fue esculpido por Frederic Bartholdi y dedicado a USA en Octubre 28 de 1886, como un obsequio de la República Francesa. La estatua representa a una mujer en manto personificando a "Libertas" la diosa Romana de la libertad, quien lleva una antorcha y una lápida que simbolizan la ley, donde está inscrita la fecha de la declaración de la independencia de los Estados Unidos: 4 de Julio de 1776.

En este libro describiré intervenciones farmacológicas basadas en evidencias científicas para la prevención primaria, secundaria y terciaria de la enfermedad llamada Adicciones. Esta evidencia, sumada a la corrección del estigma que existe en cuanto a adicciones se refiere, pretende lograr la libertad de las adicciones.

Prometeo encadenado.-

Prometeo es un héroe y titán de la mitología Griega (2). A partir de arcilla, a él se le atribuye la creación del hombre y el robo del fuego de los jardines olímpicos para uso de los humanos. Como castigo por haber transgredido con este acto las leyes del Olimpo Griego, Prometeo es sentenciado al tormento eterno, y es encadenado a una roca, donde diariamente un águila -que es el emblema de Zeus (Rey de los Dioses del Olimpo)- se alimenta de su hígado que, a su vez, se regenera cotidianamente. En este escenario, Prometeo simboliza la esclavitud que las adicciones producen en en el ser humano y que yo describo con las tres Ce's: **C**ompulsión (uso repetido), falta de **C**ontrol, a partir de **C**onsecuencias biopsicosociales negativas.

CONTENTS

AGRADECIMIENTO

QUIERO EXPRESAR MI más sincero agradecimiento por ayudarme a traducir este texto al castellano, gracias a la paciencia, profesionalismo y pluma elocuente y elegante de mi querido condiscípulo de la escuela primaria Ing. Álvaro Riveros Tejada que ha hecho que este libro haya podido ser traducido a un castellano correcto. Gracias al pude incorporar una importante contribución histórica en el capítulo de la cocaína el: "Elixir de coca Lorini".

Igualmente agradezco a mi buen amigo y colega americano el Dr. Robert Clark quien tuvo sabias sugerencias en editar la versión inglesa de este libro.

AGRADECIMENTO

INTRODUCCIÓN

REVISARE CIERTAS CONSIDERACIONES históricas y clínicas, sobre el alcoholismo, en forma breve dado su vasto conocimiento, y mas detalladas por su relativa novedad o difusión en cuanto al la cocaína, el coqueo o acullico, los desordenes causados por fumar cocaína, otros estimulantes y los opiáceos.

CONSIDERACIONES HISTÓRICAS Y CLÍNICAS

Consideraciones históricas sobre el alcoholismo.-

E L ALCOHOL ES la droga psicotrópica mas común después de la cafeína y la nicotina. Antecedentes sobre el uso del alcohol se pueden encontrar en Textos Chinos y del medio oriente que datan de hace 9000 Años.

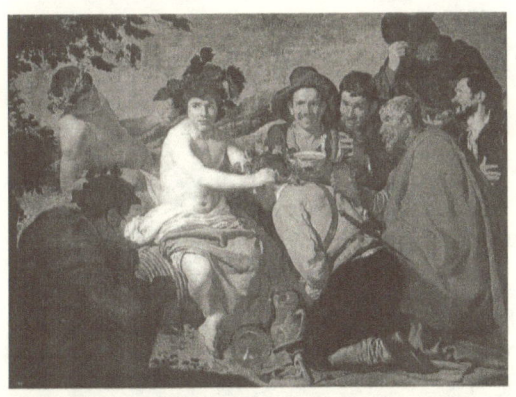

"El triunfo de Baco"1629, del famoso pintor español Diego Rodríguez De Silva y Velázquez, (Cortesía de Wikipedia la enciclopedia gratuita) es el cuadro que ilustra la mezcla de bendición y maldición que esta bebida causa en toda la humanidad. A la izquierda del cuadro un regalo de los dioses, a la derecha un grupo de borrachos.

El consumo moderado de alcohol por bebedores sociales, no más de un vaso de vino diario para mujeres y dos para hombres o su equivalente en cerveza o tragos cortos, no tiene actualmente en la sociedad occidental ningún estigma. Por el contrario, puede ser que beneficie a que el buen colesterol (HDL en Inglés) aumente y así se prevengan accidentes cerebro vasculares. Por otro lado, el efecto del alcohol como lubricante social es mundialmente conocido. Sin embargo, su adicción es una de las más devastadoras, importantes y comunes en nuestro planeta.

Cuando a alguien le ponemos el cartel de adicto lo estamos estigmatizando, a no ser que se añada algo positivo como ser: "Cuando se recibe el tratamiento adecuado uno puede cambiar lo malo por lo bueno; transformar y canalizar la energía al mantenerse sobrio y productivo. Entonces un logro positivo es posible". Desde el punto de vista de que la mayoría de las personas adictas tienen una inteligencia superior, ya que se necesita bastante materia gris para superar una esclavitud tan destructiva, la libertad de las adicciones significa que uno puede canalizar esas energías desperdiciadas en algo productivo e inspirador para mejorar la sociedad. Esto resulta más fácil decir que hacer, pero no es imposible y se puede lograr si uno esta determinado a hacerlo.

BRAIN REWARD CIRCUITRY

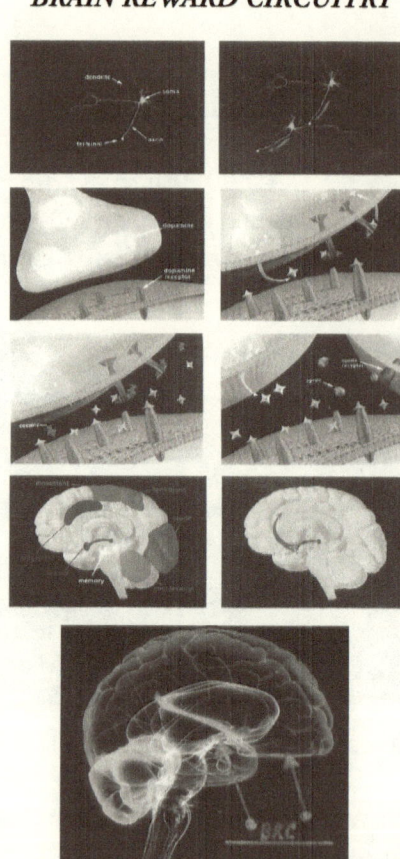

Aplicando el modelo biopsicosocial (3), se pueden obtener resultados sumamente beneficiosos y encomiables, tal es el caso del cirujano fundador de Alcohólicos Anónimos, Dr. Bob Smith (4) quién en Junio 10 de 1935, después de experimentar un *"despertar espiritual"*, juntamente con el agente de la bolsa Bill Wilson, dejaron de beber definitivamente y fundaron Alcohólicos Anónimos (AA). Este *"despertar spiritual"* o astral tiene representaciones neuroquímicas (interacción de la occitocina con receptores cerebrales dopaminergicos) en la anatomía cerebral en lo que es la localización anatómica de las adicciones, me refiero a los centros cerebrales del placer, (BRC:en Inglés Brain Reward Circuitry). (Propiedad del autor) localizados sobretodo en el sistema límbico cerebral.

La neuroimagenología (5) muestra en individuos que se están curando de su adicción, actividad neuronal aumentada en la corteza pre frontal, parietal, temporal, el núcleo caudado, el tegmento ventral, el hipocampo, la amígdala centros que responden al placer, la esperanza, fe, confianza y amor.

El profesor Watson, su condiscípulo (6) manifestó: "El Dr. Robert Hoolbroook Smith fue un reformador de si mismo y de otros. Nos sentimos orgullosos de que el haya sido nuestro condiscípulo y mentor. Su influencia saludable y beneficiosa se ha extendido sobre todo nuestro planeta".

CESAR A. FABIANI, MD

El primero en usar el término "alcoholismo" en 1849 fue el médico sueco Magnus Huss (7).

En cuanto a la contribución histórica para combatir el estigma que existe contra el alcoholismo me limitare a citar tres hechos científicos sucintados en los EEUU.

> El primero fue realizado por el padre de la psiquiatría norteamericana Benjamín Rush (propiedad del autor) quien en 1759 publico un libro clásico titulado: "Indagaciones sobre los efectos en el cuerpo y la mente de las substancias espirituosas" (8).

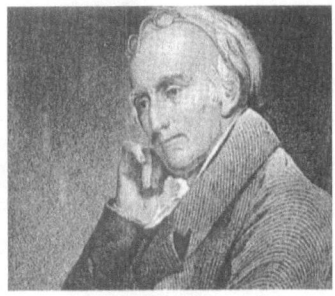

En un termómetro, el delineo los efectos médicos mas importantes causados por el alcohol.

> En USA el concepto moderno de Alcoholismo comenzó en 1942, gracias a la obra de E.M.Jellinek (propiedad del autor) famoso autor de origen húngaro-americano "Adicción al Alcohol y Alcoholismo Crónico" cuya influencia contribuyo a que la Sociedad Medica Americana declare en 1956 al alcoholismo, como una enfermedad medica. Aunque oficialmente se declaró como enfermedad recién en 1968.

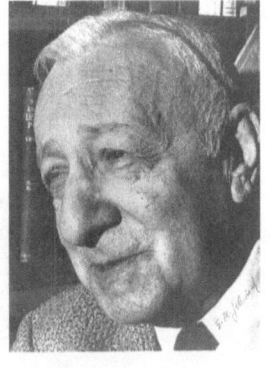

Jellinek fue hijo de inmigrantes húngaros, cuya habilidad extraordinaria para los idiomas hizo que fuera un poliglota consumado, que dominaba fluentemente 9 idiomas y aun podía comunicarse en 4 más. Al margen del libro citado, escribió "El Concepto del Alcoholismo como Enfermedad", (9) publicado en el ano 1960, y que es considerado un clásico en esta temática. Jellinek no fue médico dada la cuestionada autenticidad de sus credenciales presentada y que todavía se hallan en discusión, ya que el presento el titulo de Doctor en Ciencias de la Facultad Alemana de Leipzig.

El gran merito de Jellinek fue comenzar a sentar las bases para librarnos del estigma contra el alcoholimo. Dividió el Alcoholismo en 4 subgrupos que los denomino a su vez con letras griegas: alfa, beta, gama y delta. Estableció que el alcoholismo tiene una causa genética que la denomino "factor X". Esta división va de acuerdo con el enfoque que doy en este libro, de distintos tipos de adicciones que requieren prevención y tratamiento diferentes.

> Otra libro que obtuvo la calidad del clásico y que cito en este tratado, es el del Dr. Robert E. Valliant, que fue publicado en 1995 bajo el titulo de: "Revisión de la Historia Natural del Alcoholismo" (10). En el describe las vidas de 600 personas que, sin ser alcohólicos al comienzo del estudio que duro dos décadas, fueron escrupulosamente seguidos hasta que llegaron a una edad madura y sus hábitos de beber alcohol fueron meticulosamente registrados. Todos ellos desarrollaron la enfermedad del alcoholismo y mediante este análisis científico se pueden desglosar los factores más importantes en el desarrollo de su enfermedad. Este trabajo, por su importancia, fue clasificado como: "Una verdadera revolución en el campo de la investigación del alcoholismo". Por cierto, este combate también el estigma contra el alcoholismo.

El nuevo criterio de diagnostico para las adicciones de la Asociación Psiquiátrica Americana, publicado en su nuevo manual DSM-5(11) esta de acuerdo con mi criterio diagnostico de las tres Ces (12):

- **COMPULSION.-** Es el uso repetido de una sustancia (en este caso el alcohol) hasta dar fin con ella.
- **CONTROL.-** falta de este.
- **CONSEQUENCIAS.-** continuar usando la substancia a pesar de que existan consequencias biopsicosociales negativas.

   La definición biopsicosocial de las adicciones que ofrezco es la siguiente (13): "La automedicación *(aspecto psicológico)* con substancias que en los centros cerebrales del placer están congénitamente deficientes *(aspecto biológico)* y que causan consecuencias socio-culturales dañinas *(aspecto social)*".

CESAR A. FABIANI, MD

Consideraciones históricas sobre la cocaína.-

"EL PROBLEMA CON LA SOBERBIA DE MUCHOS
MÉDICOS ES QUE NO ACEPTAN QUE ALGO
LOS PUEDA DEJAR PERPLEJOS".
GEORGE JEAN NATHAN

La historia de la adicción a la cocaína esta muy vinculada a la historia de la planta de la coca, originaria de Perú y Bolivia.

De acuerdo a ciertas ruinas halladas en El Ecuador las hojas de coca tiene por lo menos 4.000 años.

Como es posible que la masticación de las hojas de coca, que es para los indígenas Perú-Bolivianos una tradición milenaria; fuertemente cultural; no les produzca daño y por el contrario, la cocaína inhalada, fumada o inyectada por vía intravenosa sea una epidemia mundial y mortal. La respuesta la encontramos en que para la masticación de la hoja de coca, tanto en el Perú, como en Bolivia, no existe estigma. Es más, hay una leyenda boliviana, descrita por el famoso escritor boliviano Antonio Diaz Villamil, que trata de las dos caras de Jano, ambos lados de una misma moneda, la cocaína.

Es muy importante aclarar que los usuarios de coca "acullicadores" como se les llama en Bolivia no son adictos a la cocaína. Muchos de ellos la dejan de usar sin menores contratiempos cuando ingresan en el servicio militar. Por el contrario, el uso de cocaína inhalada por la nariz o inyectada en las venas o fumada en lo que se llama CRACK en los EE.UU., y PACO en Sudamérica causa rápidamente una de las adicciones mas serias.

Una de las razones para esta diferencia, es la vía de absorción y la cantidad absorbida de cocaína. En el coqueo se absorben por vía oral un 0.5 mg por hoja de coca que en unos 30-45 minutos llega al cerebro. Mientras que en los otros casos se ingieren no menos de 50 mg que en unos 5 segundos llegan a los receptores cerebrales del núcleo Acumbes donde se encuentran los Centros Cerebrales del Placer.(Fig. N°2) Este serio contraste esta muy bien ilustrado en la famosa leyenda de la coca Boliviana escrita por Don Antonio Diaz Villamil (14) y que presento a continuación.

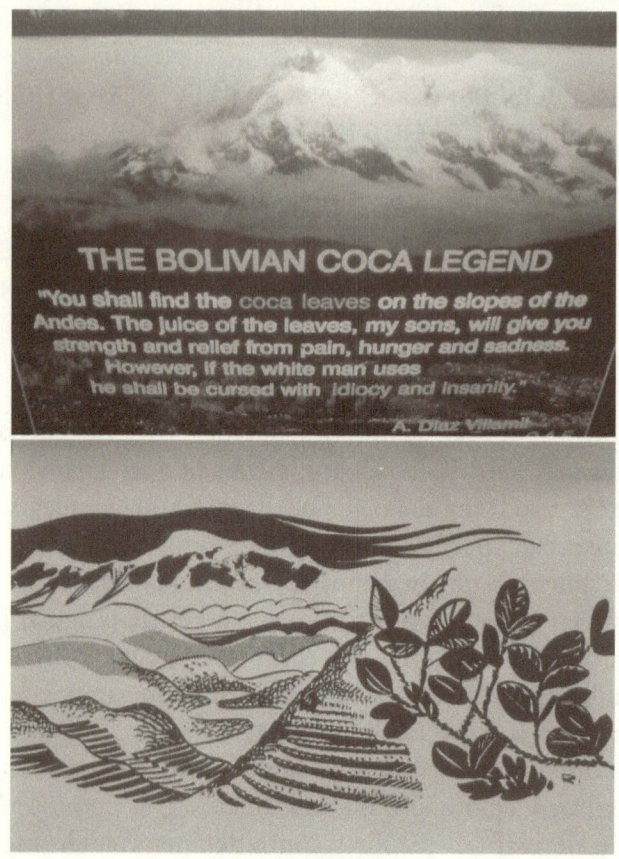

(Propiedad del autor)

BOLIVIAN COCA LEGEND

"You shoud find the *coca leaves* on the slopes of the Andes. The juice of the leaves, my sons, will give you strenght and relief from pain, hunger and sadness.

However, if the white man uses *cocaine*, he shall be cursed with Idiocy and

Insanity."

CESAR A. FABIANI, MD

"SU JUGO QUE PARA VOSOTROS SERA LA FUERZA Y LA VIDA, PARA VUESTROS AMOS SERA VICIO REPUGNANTE Y DEGENERADOR. MIENTRAS QUE PARA VOSOTROS SERA UN ALIMENTO CASI ESPIRITUAL, A ELLOS LES CAUSARÁ LA IDIOTEZ Y LA LOCURA"

Esta leyenda nos debe ayudar a entender este fenómeno aparentemente contradictorio. Su mensaje debería ayudarnos a entender como el coqueo es una tradición cultural milenaria, con efectos positivos para los indígenas. Por otro lado, la leyenda predijo los efectos devastadores que la cocaína tiene para el usuario occidental.

El único uso medico reconocido de la cocaína. Es como anestésico local. Este hecho era muy bien conocido por los indígenas quienes por centurias lo usaron para la trepanación cerebral y para curar sus heridas.

Este hecho no ha sido valorado en su justa dimensión, pero tal como

el investigador arqueológico A.F. Bandelier (15) manifestó en el AñO 1895, cuando trabajaba para el Museo de Historia Natural de New York, desenterrando ruinas en las orillas del lago Titicaca, sagrado para los incas, un 5 por ciento de los cráneos que el encontró (65 de 1.200) fueron hallados con evidencias de trepanación. Se entiende por trepanación una operación quirúrgica en vivo sobre el cráneo. Dichos hallazgos fueron realizados en las poblaciones de Pelechuco, Sicasica, Santiago de Huata y Charasani en el Departamento de La Paz en Bolivia.

Los cráneos en question fueron estudiados por el Dr. Ales Hrdickla quien concluyo manifestando que las operaciones se habían realizado por curanderos indígenas llamados "Kolliris" o "Kallahuayas" con instrumental proveniente de cristales de rocas volcánicas tipo obsidiana, con la cual elaboraban cuchillos rudimentarios, pero filosos. Las mas de las veces las trepanaciones se hacían para corregir traumatismos craneoencefálicos causados por contiendas bélicas entre los indios, quienes usaban armas pesadas, tipos hondas y macanas, las cuales fácilmente producen fracturas del cráneo algunas de estas letales. También se usaron para aliviar dolencias tales como cefaleas al entender de los indígenas de etiología para ellos desconocida.

Debemos recordar que para los indígenas, tanto el mundo real como el mágico se superponen y no están separados, tal como sucede en la cultura occidental. En cuanto al uso de la coca, Bandelier ofrece como explicación, la necesidad de Producir anestesia local para la trepanación y curación de heridas: "Las hojas de la planta de la coca son siempre aplicadas por los indios a las heridas, hematomas, contusionas que ciertamente adormecen el dolor. De esta manera los indios inconscientemente emplean un anestésico".

Debo aclarar que estos aspectos no tienen nada que ver con el serio problema del narcotráfico, que amenaza a varios países sudamericanos como México, donde se está librando una cruenta guerra contra las drogas y, comprobando que es por el momento ineficaz.

Tal como el Ing. Alvaro Riveros Tejada manifestó (16): "Los gobiernos de Chile, Brasil y la propia Iglesia católica han expresado su seria preocupación al gobierno boliviano, en cuanto a la transformación de las hojas sagradas en un tema criminal. La coca se está convirtiendo en la "Coca Nostra", como veremos más adelante.

La cocaína es uno de los 14 alcaloides que se obtienen de esta planta. La cocaína fue aislada en 1855, por el químico alemán Friederich Gaedcke, quien llamó a este alcaloide "erythroxyline". Una descripción sobre este alcaloide fue publicada en la revista *Archiv der Pharmacie* (17).

En 1859, Friederich Wöhler recibió un baúl de Sudamérica lleno de hojas de coca y pasó estas hojas al químico vienes Albert Niemann. Niemann era un estudiante de la Universidad de Göttingen –Alemania y fue el quien sintetizó la cocaína y describió todos los pasos tomados, hasta conseguir su síntesis en una disertación titulada: "Über eine neue organische Base in den Cocablättern" (Sobre una base orgánica en las hojas de coca) (18) que se publicó en 1860, y que le valió la obtención de su titulo de Ph.D. Asimismo, su nombre fue inscrito en los anales de la Biblioteca Británica. Niemann llamó al alcaloide "cocaine" derivado de "coca" (del Quechua "cuca") y el sufijo "ine", por su uso como anestésico local. El sufijo "caine" se aplica a todas las formas de anestésicos locales sintéticos. La primera elucidación de la molécula química de la cocaína fue hecha por Richard Willstätter en 1898.

El Coqueo O Acullico

El hábito milenario de la masticación de la coca o coqueo en Bolivia se llama "Acullico", por ende, los coqueros se llaman "acullicadores". Históricamente parece ser que el primero en describir este hábito fue Américo Vespucio quien equivocadamente pensó se trataba de masticación de tabaco. El acullicador o usuario experimentado, después de seleccionar cuidadosamente las hojas deshecha las más amargas, que son las que tienen mayor contenido de cocaína, introduce las hojas en la boca a intervalos regulares, luego forma con éstas un bolo "ajchu", que retiene entre las encías de los maxilares y sus mejillas. Una vez que las hojas están humedecidas con saliva, mezclan estas con un reactivo alcalino como bicarbonato de sodio, como un precursor esencial que precipita la extracción de los alcaloides. La hoja contiene unos 14 alcaloides, siendo el más importante la cocaína.

Estos pasos se asemejan a la masticación de hojas de Betel (Khat) en Ceilán. El bolo es retenido aproximadamente unas dos horas sin triturarlo, el coquero suavemente lo mueve de un lado al otro, extrayendo el zumo de las hojas. Esto constituye la parte mecánica del coqueo. Sin embargo el acullico implica además una serie de creencias, normas y rituales profundamente arraigados en el alma del campesino andino, que constituyen la parte más importante desde el punto de vista psicológico.

La ración diaria de coca es de unos 50-100 gramos. Los blancos y algunos indígenas que pierden el control del coqueo y usan, en forma compulsiva, mucha más cantidad a pesar de contraindicaciones de tipo biopsicosocial pueden convertirse en adictos a éste. Desde el punto de vista semántico y para ilustrar la función social y gregaria que tiene el coqueo se ha observado que la palabra "acullico", significa un descanso de cinco minutos que corta por la mitad el periodo entre el comienzo y final de una tarea, algo similar al "coffee-break" en USA o el "perekur" (una pausa para fumar) Ruso. En cuanto a las funciones más importantes del coqueo y según Carter y Mamani (19-20) quienes estudiaron 2.712 campesinos/obreros y 277 mineros. Sus publicaciones se hicieron en 1985, en castellano, y cuando estaba en auge la epidemia de la cocaína por fumar crack en USA. Por tal razón esta publicación no obtuvo mayor aceptación. La prevalencia del coqueo es de un 88 % entre los mineros y de un 82 % entre los campesinos. Continuando con el análisis de la obra de Carter y Mamani, a la pregunta: ¿"Porqué usas la coca"? los entrevistados respondieron:

- Para el trabajo un: 81%
- Como medicina (Panacea): 78%
- Para combatir el hambre: 63%
- Para mantenerse despierto (como un estimulante): 55%
- Para conversar (lubricante social): 55%
- Para adivinación: 44%

El uso de la coca para trabajar fue astutamente usado por los conquistadores españoles para la extracción de plata de la famosa mina del Cerro Rico de Potosí del cual se extrajo suficiente plata, como para construir en el siglo XVII, un Puente desde Potosí hasta España.

El aspecto medicinal para los indígenas es muy importante ya que no cuentan con un fácil acceso a los centros médicos de importancia. En este sentido, la coca tiene efectos de panacea y es más eficaz que una aspirina o un antidepresivo, fármacos prescritos comúnmente a pacientes occidentales.

Aparte del efecto anestésico señalado líneas arriba, la hoja es usada como un eficaz antidepresivo y estimulante para combatir el mal de altura. Es usual en los hoteles de La Paz y el Cuzco que a los turistas les ofrezcan hojas de coca, con bicarbonato de sodio o té de coca, para combatir el "sorojche" o mal de altura y para la indigestión, (las bolsas de té de coca son frecuentemente usadas en forma totalmente legal para este fin en Bolivia).

Estas hojas son también usadas para curar heridas; desórdenes psicosomáticos, como la úlcera péptica; y otro tipo de desórdenes emergentes de creencias religiosas que para el indígena son de causa desconocida. Entraña también protección en sentido general, lo cual contribuye a aumentar la salud mental del indígena. En el caso del minero, éste consume coca, alcohol y tabaco para el "Tío", o sea el Diablo imaginario, dueño de las ricas vetas de metal, para invocar su protección contra la amenaza de derrumbes que se suscitan en los oscuros socavones y parajes de las minas.

Entretanto, estamos totalmente de acuerdo con las conclusiones de los investigadores Carter y Mamani: "La tradición heredada por los pueblos comunes de Bolivia (actualmente denominado Estado Plurinacional) les ha enseñado cómo usar los alcaloides de la hoja en forma constructiva. En una época cuando el gran lema de la política internacional radica en la defensa de los derechos humanos, el reconocer los derechos que tienen los descendientes de los primeros habitantes de estas tierras mantener sus tradiciones es admisible (curiosamente en USA los indios Americanos pueden usar la mescaline-psilocibin legalmente).En todo el mundo no existe materia prima para ninguna droga que se aproxime a ésta. El fenómeno de la coca en Bolivia (y por ende en el Perú) es único en el mundo. Comprenderlo y establecer una política adecuada y a la vez humana, representa uno de los más grandes desafíos internacionales de nuestros días"

Los infructuosos atentos de erradicar la coca se ven complicados Con la tecnología moderna. Es posible que se hayan creado una coca resistente a los pesticidas y llamada: "Coca negra boliviana" (21).

Diferencia entre el acullico y la adicción a la cocaína.
Tabla N°1.-

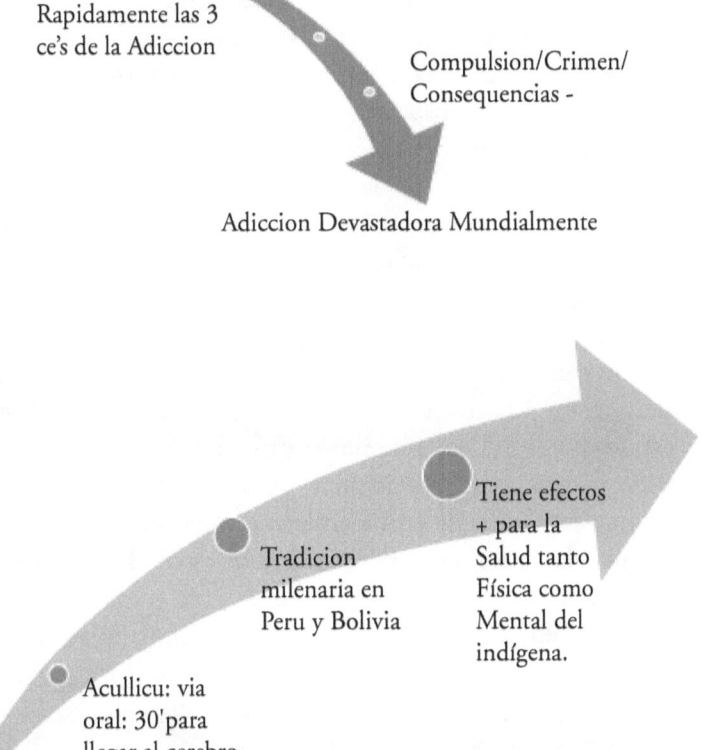

Paco/Crack: 5" en el Cerebro

Rapidamente las 3 ce's de la Adiccion

Compulsion/Crimen/ Consequencias -

Adiccion Devastadora Mundialmente

Tiene efectos + para la Salud tanto Física como Mental del indígena.

Tradicion milenaria en Peru y Bolivia

Acullicu: via oral: 30'para llegar al cerebro.

ADDICCION A LA COCAINA

A estos factores se suman factores financieros y políticos que deben diferenciarse del narcotráfico, como elocuentemente manifestó un campesino: "Nosotros no somos narcotraficantes, sino humildes productores dispuestos a morir por defender la coca, la cultivamos y vivimos de ella. La coca significa todo para nosotros en cuanto a su importancia, la coca es nuestros zapatos, nuestra camisa, pantalón y sombrero. La coca significa la educación y la salud de nuestra familia. Quitarnos la coca significa quitarnos el pan de cada día, preferimos morir antes que perder el pan de la boca". Esto como bien declaró David J. Linden Ph.D. (22) en un artículo escrito el 2 de febrero de 2011, al referirse a una protesta realizada por miles de indios bolivianos, en frente a la embajada de USA en La Paz, Bolivia. El Presidente de Bolivia Evo Morales ex-productor de hojas de coca y actualmente presidente, también de las seis federaciones de productores de la hoja, claramente manifestó su apoyo a la hoja de coca como una planta de enorme valor nutricional medicinal, cultural y religioso.

Como ejemplos de prevención primaria en Portugal se ha des criminalizado el consumo de las drogas, lo cual tiende a eliminar el narcotráfico, como se explica en el Art. VIII.

Mientras tanto y con relación al coqueo, para el cual no existe ningún estigma en Perú ni en Bolivia debemos realizar estudios epidemiológicos y fármaco-genéticos serios. Por ejemplo: ¿es posible que los receptores cerebrales de los indígenas no tengan una deficiencia del receptor dopaminérgico responsable en parte a la adicción a la cocaína? Igualmente, ¿cuáles son los niveles de las enzimas encargadas de metabolizar la cocaína? A través de cientos de generaciones, ¿puede ser que genéticamente se determine que sean más altos que en las personas que no coquean? En fin estas son especulaciones, pero la verdad es que no sabemos qué responder a estas preguntas.

En Bolivia en muchos hoteles, se ofrecen hojas de coca con bicarbonato de sodio en un plato o te de coca para el tratamiento del mal de altura que muchos turistas sufren. Recuérdese que La Paz esta a los 3.600 metros de altura sobre el nivel del mar.

La cantidad de cocaína extraída en esta forma será de 0.5-1.5 por ciento. El costo de una ración para el acullico de un indígena no pasa de 10 centavos de dólar diarios. En Bolivia un kilo de cocaína puede costar unos $4.000 dólares que en Europa o USA una vez adulterada y para la venta callejera puede llegar a costar diez veces mas o sea unos $40.000 dólares. Resultando un negocio increíble!

Medicalización.-

El hecho de que la cocaína tiene una propiedad médica reconocida; el de ser un excelente anestésico local, podría haber servido para empezar a borrar el estigma que existe contra su adicción y verla como una enfermedad y no un vicio.

CESAR A. FABIANI, MD

En 1879, Vassili von Arep de la Universidad de Würzburg demostró las propiedades de la cocaína como analgésico. Sin embargo fue el oftalmólogo Germano Carl Koller quien por serendipidad o "Serendipity" en inglés (descubrimiento accidental de una cosa)la descubrió cuando hizo un experimento atrevido en 1884. El experimentó consigo mismo aplicándose en el ojo una solución de cocaína y luego se punzó este con una aguja. Es así como Koller, que era un contemporáneo de Freud y dicho sea de paso a Freud se le escapó por entre los dedos el haber hecho este descubrimiento en su clásico libro "Über Coca"(23) Sigmund Freud describió 7 propiedades de la cocaína:

- Estimulante del Sistema nervioso Central
- Para trastornos digestivos
- Para la caquexia
- Para el tratamiento del alcoholismo y el morfinismo (En este sentido fue atacado duramente por contemporáneos como Erlenmeyer y Louis Lewin quienes manifestaron "Se convierte en una adicción doble o triple")
- Para el tratamiento del Asma bronquial
- Como un Afrodisiaco
- Como un anestésico local.

Esta fue la única propiedad en la cual Freud la acertó diciendo: "No cabe duda de que las propiedades como anestésico local tendrá muchas aplicaciones futuras".

Al no insistir dejó pasar la única propiedad valedera. Por los ataques de sus contemporáneos dejó de estudiar la cocaína y se dedico a continuar sus estudios que culminaron con su descubrimiento del psicoanálisis. ¡Lo cual no es un pequeño merito!

Koller descubrió esta propiedad diciendo: "En una ocasión en la cual el Dr. Engel y yo comparábamos notas experimentando con la cocaína. Cuando Engel dijo 'como adormece la lengua' y yo le conteste 'si todos los que la han probado por boca han dicho lo mismo'. En ese preciso instante me di cuenta que tenía en el bolsillo la medicación que estuve tratando de conseguir por años". Sus experimentos culminaron con el descubrimiento oficial de que la cocaína como un excelente anestésico local. Su comunicación oficial a la sociedad médica fue hecha en la Reunión Internacional de la Sociedad de Oftalmología en Heidelberg el 15 de Septiembre de 1884, después de lo cual él fue declarado como "benefactor de la humanidad" (24).

De tal manera, es Carl Koller el oftalmólogo que oficialmente descubrió las propiedades de la cocaína como un excelente anestésico local en oftalmología.

William Halsted, (25) cirujano Americano, en 1885, comprobó con la cocaína el efecto de bloqueo anestésico nervioso.

Popularización.-

El uso de la hoja de coca en la elaboración de la Coca Cola, la bebida gaseosa más famosa del mundo o del vino Mariani, podrían haber contribuido a vencer el estigma que existe contra la adicción a la cocaína.

Empezando con Paolo Mantegazza, neurólogo italiano que vivía en el Perú, (26) que dijo: "prefiero vivir diez años llenos con coca a vivir un millón de centurias sin ella", es un claro ejemplo de que él había comenzado a desarrollar la adicción A la droga y con esta oratoria, confesaba el haber desarrollado la compulsión por la cocaína.

En 1863, un químico de Córcega, Ángelo Mariani comenzó a elaborar un vino que se llamo "El Vino Mariani", que exportó con mucho éxito a USA, contenía 7.2 mg de cocaína por onza. Se convirtió en un éxito instantáneo que fue fuertemente apoyado hasta por el Papa Leo XIII, Anatole France, H.G. Wells, Thomas Edison y Julio Verne. Entre los famosos que usaron cocaína se encontraban Ernest Shakelton quien tomó: "Forcedmarch" (27), tabletas de cocaína para su expedición a La Antártida, lo mismo hizo el Capitán Scott en su atento de llegar al Polo Sur (28).

El Eslabón entre el Acullico y la Coca-Cola, "Elixir Lorini".- (29)

A fines del año 1868, el farmaceuta boliviano-italiano Doménico Lorini inventó en La Paz, Bolivia un "Elixir de Coca Lorini". Lorini nació en Milán en 1845, ya titulado como farmacéutico, fue traído por una firma Italiana a La Paz, aunque según su nieto Marco Lorini. Existe una versión romántica acerca de su arribo a La Paz, ya que él luchó por la unificación Italiana desde sus 14 años. La novia lo creyó muerto y se casó con otro. Emocionalmente deprimido el joven Lorini dio la vuelta un mapamundi para irse a un lugar más recóndito y así llego a La Paz. Lorini

CESAR A. FABIANI, MD

vendió la patente de su elixir a la Parke Davis que aprovechó la fórmula y creó un jarabe para la tos, este elixir se popularizo en USA sin mencionarse a Lorini. En 1886 contemporáneamente a la venta de los inventos de Lorini se patento la Coca-Cola gracias a *Pemberton quien posiblemente a través de la Pake Davis conoció este elixir.* Un incidente precipito la relación de Lorini con la coca. Fue a poco de abrir su "Botica Italiana" en la calle Ballivian. Cuando el Presidente Boliviano Mariano Melgarejo se causó varias heridas en una de sus frecuentes borracheras. Sus edecanes asustados llamaron al boticario Lorini, pero un servidor Aimara llamo a un curandero o "yatiri" quien mezclando hojas de coca con cenizas las colocaba como cataplasma en las heridas abiertas. El intoxicado Melgarejo dejo de quejarse y Lorini comprendió que podía experimentar con la hoja de la coca. Se conoce *que investigadores de la Parke Davis estuvieron en Puerto Acosta a orillas del lago* Titicaca para atender una epidemia de tifus. Quizá entonces conocieron a Lorini, lo cierto es que la hoja de la coca comenzó su viaje al país del norte en esa época.

Cuando en el año 1886 apareció la "Coca Cola", la célebre bebida gaseosa, creada por el químico de Atlanta John Styth Pemberton, fue promocionada como una panacea carente de alcohol y dirigida a reemplazar el "vino Mariani". Originariamente Pemberton recomendaba unas 4 onzas de hoja de coca por un galón de agua con otros ingredientes para producir la Coca-Cola.

Dos años después, su nuevo dueño Asa G. Chandler continuó promocionándola como una bebida refrescante, a la que en el año 1903, le reemplazó la cocaína por "un extracto de las hojas de coca", que consideramos aún en la actualidad es la substancia que continúa dándole un sabor ligeramente amargo. Como nadie conoce la fórmula secreta de la Coca-Cola, es imposible saber si todavía usan las hojas de coca para darle sabor. Sólo me atrevo a decir que en USA hubieron dos razones legales para usar cocaína: una, la importación para obtener un anestésico local, razón muy

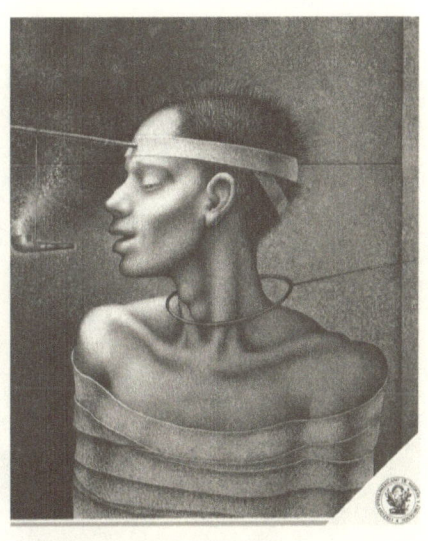

Desórdenes causados por fumar cocaína.- Fumando crack. (propiedad del autor).-

disminuida, por el estigma que existe contra la cocaína y otra, para dar sabor a la Coca-Cola. Todos estos factores contribuyeron a desencadenar la primera epidemia de adicción cocainera en USA.

Esta epidemia fue de grado moderado y terminó prácticamente con la aprobación de: "Harrison Narcotics Tax Act of 1914", (30) un acta que no fue una prohibición total al uso de la cocaína, ya que los que la utilizaban permanecían intocables si respetaban ciertos requerimientos de pureza y mercadeo. Entonces, las cantidades de cocaína comenzaron a declinar con El Acta Jones Miller de 1922(31) que puso por fin restricciones serias a los que pretendían elaborarla. De manera tal que la primera epidemia de la cocaína en este país estuvo restringida a músicos, bohemios y escritores famosos como Conan Doyle.

La segunda epidemia de la cocaína fue mucho mas seria y comenzó en la década de los años 1970-1980. Esta segunda epidemia se caracterizó por la costumbre de fumarla.

Nos referimos a fumar CRACK y/o PACO (pasta base de cocaína), (32) que se producen al neutralizar el clorhidrato de cocaína por bicarbonato de sodio y agua.

Desordenes causados por fumar cocaína. Tabla Nº 2.-

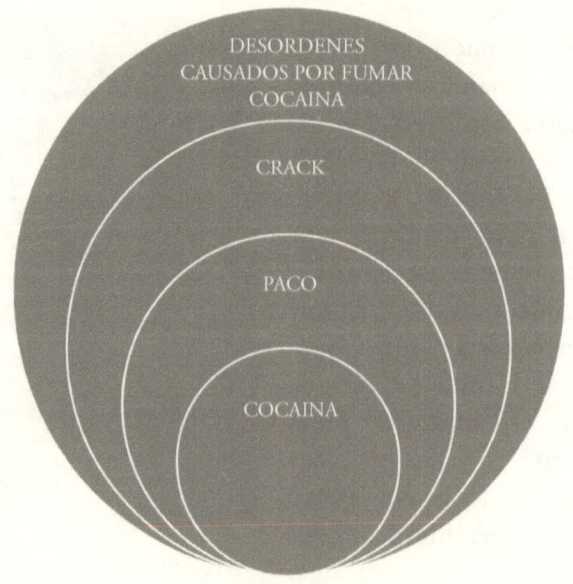

CESAR A. FABIANI, MD

Esta mezcla se calienta con agua "coocking-coke", se deja secar y se obtienen pedazos de cocaína o "rock" que se venden aproximadamente a $10 dólares. Se coloca la rock cocaína en una pipa de agua y con un encendedor se calienta, para luego, al evaporarse la cocaína, inhalarla por vía pulmonar (*Figura N° 6*) haciendo que llegue a los receptores cerebrales en 5 segundos. La superficie pulmonar es una mucosa cuya extensión alcanza, en comparación, a unas 2 canchas de tenis.

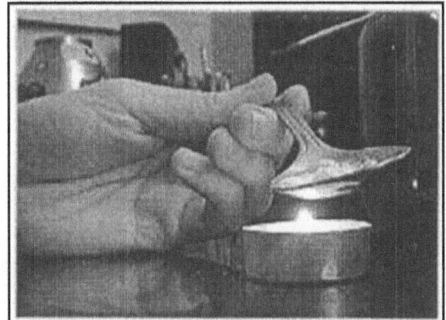

A spoon containing baking soda, cocaine, and a small amount of water. Used in a "poor-man's" crack-cocaine production

CRACK. (cortesía de Wikipedia la enciclopedia gratuita).-

En resumen, el crack se obtiene a través de la vaporización de las rocas de cocaína, que luego son inhaladas. Se diferencia de fumar cigarrillos, en que no se inhala nicotina. El nombre de "crack" proviene de las paredes rotas en las casas viejas donde se empezó a fumar 'crack". Otra explicación sería por el ruido que háchenlas rocas de cocaína, al ser calentadas y romperse en el proceso de vaporización.

PACO.-

Este nombre se origina como acrónimo de "pasta de cocaína" (33). El primero en producir una cocaína cruda fue el farmaceuta peruano Alfredo Bignon en 1885, quien presentó un artículo a la academia libre de medicina en Lima y usando hojas de coca, kerosene y soda ash produjo la "cocaína cruda", como una forma fácil y económica de obtener la cocaína.

Fue en la década de 1970 que tanto del Perú como de Bolivia emergieron los primeros reportes de fumar este tipo de cocaína. En el Perú por el Dr. F. Jeri (34). En Bolivia, el Dr. Nils Noya en 1978 (35) nos da el primer reporte y luego dos psiquiatras bolivianos (36) que estudiaron a 20 prisioneros en el Panóptico de San Pedro en La Paz, Bolivia, en 1979. Una de las observaciones más importantes que se hizo, fue el tremendo poder compulsivo que tiene este tipo de uso de la cocaína, que al fumarla es imposible detenerse hasta que no se hayan consumido todas las reservas. Luego sobreviene un síndrome depresivo serio de rebote, que constituye uno de los primeros síntomas del síndrome de abstinencia a la cocaína, descrito por nosotros como (SAC) (37). Los psiquiatras bolivianos

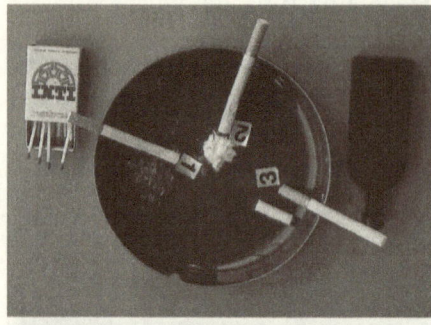

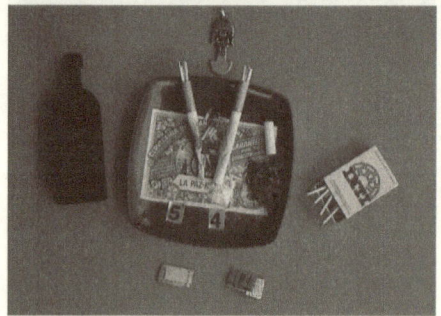

manifiestan: "Los síntomas de intoxicación se disipan una vez que se deja de fumar, cuando de inmediato se instala un síndrome depresivo de rebote, con sensación de ralentización del pensamiento, depresión, adinamia, anergia, anhedonia y en muchos casos un vacío total con ideas suicidas". Luego se extiende a Colombia, Argentina y Brasil. En Perú y Bolivia se conocía esta forma de fumar "Ketis" o "Pitillos" respectivamente o "Basucos" en Colombia.

PACO.-(propiedad del autor)

En una ritualidad que comprende 5 pasos.

➤ Vaciar la mitad del tabaco de un cigarrillo
➤ Llenar esta mitad con pasta-base de cocaína (producto intermedio antes de que se convierta en clorhidrato de cocaína) y torcer esta parte del cigarrillo para asegurarlo
➤ Remover el filtro del cigarrillo
➤ Colocar pedazos de fósforos rotos en este extremo para asegurar una "fumada suave"
➤ Calentar el cigarrillo con un fosforo. Y está listo para ser fumado.

Al fumar un PACO se fuma además nicotina y muchas otras impurezas tales como kerosene, petróleo y quick lime (oxido de calcio), etc.

PACO es el nombre más común en Argentina, Uruguay, Brasil y Chile. Aparentemente, después de un barrido fuerte de cocaína en Perú y Bolivia, en 2007 se forzó a los narcotraficantes a desplazarse a La Argentina donde el PACO actualmente está causando estragos en las Villas Miserias de Buenos Aires, mediante su venta a estudiantes de secundaria, por el equivalente de 30 centavos de dólar americano por cigarrillo. En esta ciudad está causando una epidemia mortal no solo por los efectos dañinos al aparato circulatorio o convulsiones por sobredosis, pero por la criminalidad que su uso implica. Luego se extiende al Brasil que aparentemente en los últimos años se constituye en el segundo país consumidor de cocaína, después de USA. En los últimos años, su consumo en Buenos Aires aumentó en un 200%. Más de 150.000 jóvenes lo usan en esta ciudad.

Actualmente, y desde 2007, en USA se calcula que hay unos 2.5 millones de usuarios de cocaína. En 2007, aproximadamente 2,500 personas por día o 906,000 personas en total usaron cocaína por primera vez. Es de notar que la epidemia de cocaína de 1980 en USA comenzó a disminuir en 1990, existiendo un pequeño aumento entre 1991 y 1997.

En el año 2007, la cocaína era la tercera droga ilícita que causaba adicción, con 1,6 millones de adictos, después de los 3,9 millones de adictos a los analgésicos opiáceos y 1.7 millones de adictos a la marihuana. Desde fines de 1990, el consumo de cocaína entre los estudiantes de los últimos cursos de secundaria ha ido disminuyendo hasta en un 55%. Sin embargo, aún estamos lejos de que el estigma contra esta adicción no frene a muchos que buscan ayuda por vergüenza y/o miedo al castigo. Veremos líneas abajo que tipo de tratamientos y prevención, cada vez más adecuados existen, según el tipo de adicción a la cocaína.

Resumen.-

- Tanto en el caso del alcohol como de la cocaína ambos se han usado por 9000 a 4000 años.
- En cantidades moderadas el alcohol contribuye a prevenir accidentes cerebro vasculares.
- La cocaína en forma del coqueo contribuye como una tradición milenaria a mantener la salud mental y física del indígena Perú -Boliviano. En estos casos no existe estigma alguno.
- En el caso del alcoholismo desde el fundador de la psiquiatría Americana el Dr. B. Rush hasta las contribuciones de Jellinek y Valliant se tiene evidencia de tratarse de una enfermedad eminentemente médica. Por lo cual debe combatirse el estigma que existe al respecto.

- En cuanto a los desórdenes causados por fumar cocaína, éstos han causado efectos devastadores mediante el consumo del CRACK en USA y del PACO en Sudamérica.
- Es fundamental borrar el estigma que existe contra las adicciones para evitar que la vergüenza y el miedo al castigo frenen de pedir ayuda a quienes la sufren. Que una vez clasificada la persona a qué tipo de adicción tenga se le ofrezcan cada vez más prometedoras intervenciones de prevención y tratamiento que detallaremos líneas abajo.
- El desarrollar políticas gubernamentales que respeten esta tradición y no alimenten al narcotráfico constituye uno de los desafíos internacionales más importantes del siglo XXI.

Consideraciones históricas sobre los opiáceos.-

El opio debe tener no menos de 7000 años de antigüedad. En el "Papiro Ebers" se señala su indicación para el tratamiento de los cólicos en la infancia.

El opio se extrae de la planta Papaverum Somniferum, (38) como una substancia blanquecina que contiene no menos de 20 alcaloides. El farmaceuta alemán Sertürner aisló la morfina en el año 1803. El fumar opio fue introducido en este país por los inmigrantes y trabajadores Chinos. Muchos factores influyeron en la propagación de su uso en este país, como el opio mezclado con distintas cantidades de alcohol, inundó el mercado con una serie de productos que se usaban como panacea para una serie de enfermedades. Durante la Guerra civil en USA la morfina se uso para el tratamiento de muchos heridos, este uso aumentó con la introducción y descubrimiento de la jeringuilla hipodérmica.

Sin embargo, los adictos a opiáceos en este país han sufrido de un estigma gubernamental alarmante. Los Americanos estuvieron sujetos a un programa gubernamental cuidadosamente organizado que consideraba al adicto a los opiáceos como un "depredador amenazante" que merecía castigos de tipo criminal.

En 1955, la Academia de Medicina de New York objetó seriamente las regulaciones federales que prohibían a los médicos el recetar opiáceos para el tratamiento de esta adicción. Esta organización reportó que la clausura de muchas clínicas donde se aplicaba la morfina se debió a que éstas no estaban de acuerdo con las políticas y filosofía predominante en esa época, que era el de castigar a quienes se manifestaban a favor de esta problemática criminal". Resultado de ello fue el apresamiento de más de 10.000 médicos.

Menos mal y gracias a la introducción de la metadona, estas políticas han comenzado a cambiarse. En el año 1969 habían 2000 pacientes enrolados en programas de tratamiento con metadona en la ciudad de New York. La Academia de Medicina de esta urbe manifestó: "no existe ningún tratamiento actual que ofrezca tanto al enfermo adicto crónico como la metadona". En 1970 el Bureau de Narcóticos y Drogas Peligrosas juntamente con el FDA aprobaron la droga metadona como una "droga experimental" en programas de rehabilitación.

Mencionaré que el tratamiento del síndrome de abstinencia de la heroína en este país está colmado por tratamientos experimentales y peligrosos que van desde el tratamiento con drogas más adictivas que la heroína; como la morfina y la cocaína hasta el uso en sobredosis de la belladona, curas con auto hemoterapia y curas del sueño con bromuro, estas últimas nos recuerdan las más recientes curas "ultrarrápidas" con anestesia general y con sueño, ofrecidas a pacientes adictos a la heroína y últimamente al Suboxone. En este caso estas curas son innecesarias y peligrosas. Ya que la desintoxicación del la buprenorfina (Suboxone es el nombre de la marca en este país) en los casos raros en que ésta sea necesaria, se lleva a cabo en forma inocua por el mismo medicamento que por su acción prolongada lo permite, y sin mucha dificultad.

Voy a revisar la historia del mantenimiento con metadona, la buprenorfina y la naltrexona como ejemplos de tratamientos científicos y eficaces ofrecidos a distintos tipos de individuos adictos a los opiáceos ya que de esta forma se puede combatir el estigma sino, es la fobia contra los opiáceos.

Metadona-

El tratamiento de mantención con metadona fue introducido por los doctores Vincent Doyle, un internista de jerarquía, y su esposa Mary Newswander (39) una psiquiatra con experiencia respetable en el tratamiento de los pacientes adictos a la heroína. Ambos observaron que las frustrantes recaídas de estos enfermos se deben a que ellos manifiestan una apetencia muy fuerte a volver a usar heroína.

Para probar esta hipótesis postularon que el control de esta apetencia debería ser el primer paso en tratarlos.

Eligieron 2 pacientes que fueron internados en el Instituto del Hospital Rockefeller en 1963. Para su tratamiento se eligió la metadona, porque tiene un curso de vida largo y se puede administrar oralmente. Se observó lo siguiente: "La metadona les elimina los cambios de estado de animo y les permite volver a la sociedad donde se desenvuelven con normalidad". Cuatro paciente más, adictos crónicos y consuetudinarios a la heroína fueron añadidos. Los resultados obtenidos en estos 4 pacientes adicionales fueron nuevamente alentadores. Todos ellos, un total de seis pacientes, fueron seguidos exitosamente por un lapso de 15 meses. La pregunta que los doctores Doyle y Newswander se hicieron fue "¿Puede un medicamento opiáceo (la metadona) recetado por médicos como parte de un programa terapéutico hacerlos regresar a que se desenvuelvan normalmente en la sociedad?". La respuesta fue un contundente ¡SI!

Este experimento con la metadona desde entonces, hasta el presente, se ha replicado exitosamente miles de veces. Permitiendo además que estos individuos prevengan su infección con el HIV virus y disminuyan notablemente sus actividades criminales.

Actualmente, hay no menos de 200.000 enfermos en USA que participan felizmente del tratamiento con metadona de mantenimiento. Los Drs. Doyle y Newswander son los verdaderos pioneros de un trabajo encomiable que sirvió de escenario para entender la neuroquímica y el funcionamiento de los receptores cerebrales afectados. En otras palabras, un verdadero tratamiento biopsicosocial (Metadona+ programa terapéutico) de la adicción a la heroína, que ha ayudado y continúa ayudando a miles de pacientes en este país y millones mundialmente. Un ejemplo soberbio de la eliminación del estigma contra la adicción a los opiáceos.

Un estudio reciente ha demostrado que un aumento en el BDNF (Factor neurotrópico derivado del cerebro, en Ingles BDNF: Brain derived neurotrophic factor) en la región del tegmento ventral de ratas causa una conducta similar a la observada con adicción opiácea incluyéndose un síndrome de abstinencia (40).

Las indicaciones del uso del mantenimiento con metadona, la buprenorfina y la naltrexona serán discutidos líneas abajo. Los tres medicamentos representan ejemplos claros de tratamientos efectivos en tres distintos tipos de pacientes adictos a los opiáceos que ayudan a eliminar el estigma contra esta adicción.

La buprenorfina es un opiáceo, semi sintético y bloqueador parcial de los receptores opiáceos cerebrales tipo mu. Su principal característica es el de tener una dosis tope de 36 mg, mas de esta dosis no tiene efecto y de esta manera no se puede uno suicidar con solamente buprenorfina ya que no causa sobredosis o parálisis respiratoria, que es la causa mas común de muerte por sobredosis de opiáceos. Esta propiedad permitió en Francia una disminución de los casos de sobredosis mortal en un 80%.

El clorhidrato de buprenorfina entro en el mercado en 1980. Fabricado por la compañía Inglesa Reckitt&Colman (actualmente Reckitt- Benckiser) como un analgésico Temgesic 0.2 mg tabletas sublinguales y como Buprenex en 0.3 mg/mL en inyecciones Octubre del 2002 la FDA aprobó la introducción en USA de Suboxone y Subotex, la dosis alta de buprenorfina en una tableta sub-lingual indicada para la desintoxicación y mantenimiento en la adicción a los opiáceos. Que en el año 2012 se transformó de una tableta a una forma solamente sub-lingual de film. Una preparación de buprenorfina (Probuphine

Buprenorfina

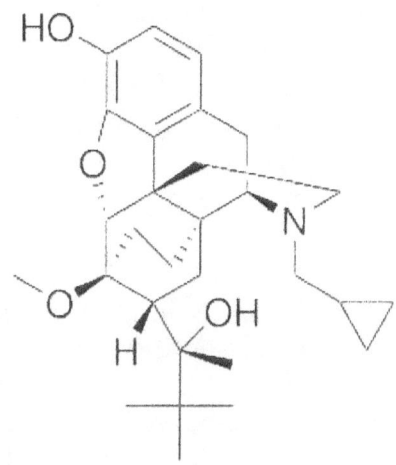

Buprenorfina. (Cortesía de Wikipedia, la enciclopedia gratuita)

manufacturada por la compañía Titan Pharmaceuticas,Inc.Consta de 4 inyecciones de 80 mg cada una.Duran 6 meses.Requiere adistramiento para saber administrar los implantes.Por el momento no disponible en USA implantable usa como matriz un polímero de eliminación lenta y prolongada) se ha producido para minimizar el riesgo de diversión y aceptabilidad por parte del paciente adicto.

Históricamente y comenzando en 1968 la compañía Británica Reckitt&Coleman con la colaboración de Kenneth Bentley, padre de los productos Bentley, quiso hallar un compuesto químico mas complejo que la morfina y que no tuviese el potencial adictivo de esta. En 1969 cuando Bentley se jubilaba con John Lewis a la cabeza de un equipo de trabajo y después de muchos experimentos lograron aislar un compuesto químico que demostró aplicabilidad en la reducción de la adicción en animales. Con la participación de Lewis y otros colaboradores como sus primeros sujetos experimentales, pudieron por fin lanzar buprenorfina primero en 1978 en el Reino Unido como una inyección para el tratamiento de dolor severo, la formulación sub-lingual se lanzo finalmente en 1982.

Actualmente en USA la buprenorfina es disponible en 5 tipos de preparaciones:

1-2. Subotex-Suboxone (tamper-proof film) para el tratamiento de la adicción a opiáceos. Viene en film de 8 mg, 4 mg y 2 mg con Naloxone 2 mg-1 mg y 0.5 mg respectivamente como bloqueadores opiáceos para disminuir el riego de diversión.
3. Temgesic tabletas 0.2 mg para el tratamiento de dolor desde grado moderado a severo.
4. Buprenex en solución e inyectable intramuscularmente 0.3 mg/mL. Usado frecuentemente en medicina primaria para el dolor agudo.
5. Butrans como buprenorfina tras dérmica en las siguientes dosis: 5, 10, 20 mcg/h patch que se aplican cada 7 días para el dolor moderado a severo de tipo crónico.

La introducción de la buprenorfina en este país se hizo posible gracias al Acta de Tratamiento de la Drogadicción del ano 2000 que por fin anulo las restricciones anteriormente impuestas desde 1914-1920 con mandatos de la Corte Suprema que prácticamente prohibían a los médicos la prescripción de opiáceos para el tratamiento de esta adicción. La buprenorfina es actualmente en este país clasificada como droga de tipo III en la escala de medicamentos. La excepción que cualquier medico puede obtener siempre y cuando haya tomado un curso de 8 horas de entrenamiento como condición federal y solicite y se apruebe esta excepción por el gobierno federal. Actualmente con fecha Enero 21/2013, en USA hay 13.807 médicos que han tomado este curso de entrenamiento para poder recetar buprenorfina.

El primer programa de tratamiento con buprenorfina realizado en USA fue fundado por el Dr. David McDowell en la Universidad de Columbia y reporto un éxito del 88%!entre sus pacientes así tratados (41).

Resumen.-

- En USA tanto la prescripción de opiáceos para el tratamiento de la adicción a opiáceos como esta adicción han sufrido de serio estigma y criminalización.

CESAR A. FABIANI, MD

- La introducción de la metadona para el mantenimiento de esta adicciones un hallazgo medico encomiable que en el paciente adecuado trata eficazmente esta adicción, previene la prevalencia del SIDA y disminuye notablemente la criminalidad asociada a esta adicción.
- La introducción de la buprenorfina en USA en este nuevo milenio, cuando se la usa adecuadamente, augura éxito y combate el estigma que aun existe en el tratamiento de la adicción a los opiáceos.

LIBERACIÓN DEL ESTIGMA SOBRE ADICCIONES

"Como sociedad global podemos eliminar el estigma, así estaremos a
un paso de suministrar el adecuado tratamiento y descubrir curas"
—Dr. Hussini Manji

C OMO DIJE LÍNEAS arriba, el origen etimológico de la palabra
adicción es "esclavitud". "Addicere" (42) en Latín se aplicaba
a los esclavos conquistados por el ejercito triunfador Romano. Estos
esclavos eran ahora "adictos a Roma".

El concepto de libertad se remonta a la Grecia antigua significando:
"Vivir como a uno le plazca, sin tener que responder a un patrón"

Es el primer paso para el tratamiento de las adicciones. El diccionario
Webster, Tercera Edición Internacional (43) define al estigma como:

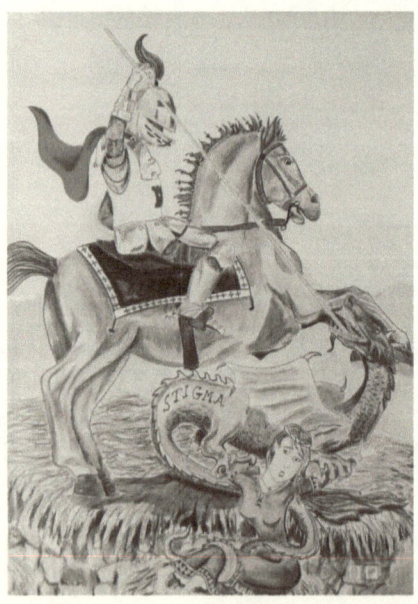

La liberación del estigma (Cortesía
del artista Brian Panning).-

a. Arcaísmo: la cicatriz dejada por
   un hierro caliente
b. Una marca de vergüenza y
   desgracia: como un síntoma físico
   o mental (estigma degenerativo
   de enfermedades mentales o
   adicciones).Tal el caso de un
   orificio en el septum nasal por
   inhalar nasalmente cocaína.

El objetivo más importante de
este libro es corregir el estigma que
existe, cuando de las adicciones se
trata En tal sentido, la importancia
de la educación a través de los medios
de comunicación es sumamente
importante. Como ejemplo citaré lo
que se está haciendo en la televisión,

medio en el cual, uno de sus objetivos es el de educar, al margen de entretener. Me alegré de sobremanera cuando en Septiembre 22 de 2012, pude ver en el canal REELZ un programa totalmente dedicado a este efecto. Corregir el estigma que existe contra las adicciones y otras enfermedades mentales. Esto sucedió a tiempo de hacer entrega de los premios PRISM.

Dicho programa está auspiciado por ECI (Entertaimeint Industries Counsel, Inc) y fue presentado por el Dr. DrewPinsky, quien destacó: "La importancia que el empleo del arte tiene en la educación".

En la serie televisiva "Castle" se discuten temas relacionados al PTSD (Desorden Post-Traumático).Se enfatiza la importancia de poder hablar de los acontecimientos traumáticos y el no auto medicarse con fármacos equivocados como el alcohol y otras drogas callejeras. Estas intervenciones tienen efectos saludables. Los interesados pueden contactarse a través de la siguiente página electrónica: *www.MakeTheConnection.com.*

"Cyberbully" es un film con Tamara Jones, donde se señala que el hostigamiento físico en la escuela, en contra de algunos alumnos -por parte de matones-puede inducir a estos adolescentes al suicidio, si no son adecuadamente tratados. Por su parte, en la serie televisiva "Southland" se hace énfasis en la importancia de no auto-medicarse con opiáceos callejeros, más aún, cuando se sufre de algún síndrome doloroso crónico.

En "Parenting" con el actor Craig T. Nelson se discute importantes aspectos de autismo y el síndrome de Asperger. En "Privatepractice" con Katerina Scorsone se revisa la importancia de prevenir la auto-medicación con drogas y alcohol.

Podría continuar indefinidamente con muchos ejemplos que diariamente se dan en la televisión y en el cine, como los intentos efectivos de educar con hechos científicos a la audiencia Americana.

Aplaudo igualmente las comunicaciones periodísticas como la de "Los Ángeles Times" (23/09/2012) donde se reportó: "Los esfuerzos de científicos y expertos en lograr el reconocimiento de que la adicción es una enfermedad que requiere terapias eminentemente médicas". Un nuevo recurso para pedir ayuda; "Tratamiento de las adicciones con evidencia científica" por el Dr. Gil Kerlikowski, jefe de la oficina nacional para el control de drogas y consejero principal sobre drogas del presidente Obama.

De la misma manera la Dra. Nora Volkov, bisnieta de León Trosky, eminente psiquiatra Mexicana, directora nacional de NIDA (Instituto Nacional de Drogadicción) expresa: "Se debe poner mas énfasis en la investigación de vacunas, para bloquear los efectos de la cocaína, nicotina y otros estimulantes".

Las buenas noticias están comenzando a dar sus frutos. Un informe reciente: "The Chart" de la CNN (25/09/2012) estableció que el año pasado, el abuso de prescripciones médicas, por parte de jóvenes que fluctúan entre los 18 a 20 años, ha disminuido en un 14 %, o sea de 2 millones a 1.7 millones, lo que constituye un salto muy alentador. Este grupo de estudio es un grupo de gente joven que comienza a entrar en la fuerza laboral; iniciar estudios universitarios; y establecer familia.

Sin embargo a través de la educación, como elocuentemente lo dijo una madre(44) de un hijo que murió a consecuencia de su adicción: "Nuestro objetivo es destruir la ignorancia y los juicios malos que se establecen y permanecen grabados como estigmas contra los que sufren de adicciones"... continua diciendo:..."esta enfermedad puede ser conquistada: Juntos podemos reducir el estrangulamiento que el estigma causa en cuanto al respeto y prestación de servicios terapéuticos que, cuando se redirigen podrán mantener a nuestros seres queridos vivos y productivos aquí y ahora. Este es mi juramento y promesa personal". ¡Yo apoyo y valido vigorosamente tales afirmaciones!

El estigma debe combatirse con Investigaciones científicas recientes que comprueban que las adicciones son enfermedades con localización anatómica en el sistema límbico del cerebro. (Fig. N°2). Esta enfermedad tiene causas biopsicosociales que se deben corregir para tratarla. De acuerdo al Dr. Lehshner (45) ex-director de NIDA (Instituto Nacional de Drogadicción) se trata de una enfermedad cerebral crónica. Las tomografías con positrones (PET scans) y la imagenologia con resonancia magnetica (fMRI's) han probado que las personas que tienen adicción tienen una deficiencia congénita de receptores cerebrales dopaminergicos en los Centros cerebrales del Placer (Fig. N°16). La Dra. Nora Volkov actualmente directora del NIDA y bisnieta de León Trosky (46) ha sido la pionera en demostrar este hecho. Sus imagenologias en cerebros de personas que sufren adicciones ha ayudado a clarificar el mecanismo de estas. Volkov ha demostrado que anormalidades en la corteza pre frontal y el sistema límbico crean la apetencia que los sufrientes sienten y saben que es irracional pero no pueden ayudarse. La activación dopaminergica señala la importancia de las drogas. Ellos tienen dificultad en distraerse con temas que no estén relacionados a las drogas. Están esclavizados en un círculo vicioso entre los cambios físicos en el cerebro y las consecuencias psicológicas y sociales que estos cambios acarrean.

Finalmente, me congratulo por el reciente establecimiento del premio Dr. Guislain, creado por el museo Belga con el mismo nombre de su creador "Rompiendo las Cadenas del Estigma" (47). El comité que otorga este galardón está constituido por profesionales de mucha jerarquía como: Patrik Kennedy, ex-miembro del congreso de USA y co-jefe de la organización "Una Mente para la Investigación" quien expresó: "Este premio inspira y reconoce la necesidad de cambiar la forma en que mucha gente piensa acerca de ciertos desórdenes mentales (de los cuales la adicción es un ejemplo)". Este premio fue presentado en Ghent-Bélgica con el auspicio de los laboratorios para la investigación Janssen consistente en un premio de 50.000 dólares en efectivo, que deben ser destinados al engrandecimiento de este proyecto. El premio fue entregado a **Bagus Utomo** en una ceremonia especial, celebrada el 10 de Octubre de 2012-día de La salud mental-por sus encomiables esfuerzos en la obtención de recursos necesarios para emprender la lucha existente contra el estigma a la esquizofrenia

A través de su organización "Komunitas Podelli Skizofrenia en Indonesia" o KPSI ofrece información electrónica y apoyo emocional constante para los pacientes y sus familiares. Como este premio debe ser usado para aumentar los esfuerzos de la lucha contra el estigma, el ganador o ganadora tendrá la oportunidad de mencionar el próximo año, qué otros logros pudo haber obtenido, para seguir combatiendo esta mácula.

En el sigo XIX, el Dr. Josef Guislain, pionero de la psiquiatría Belga, fue el primer psiquiatra que ofreció en Bélgica un tratamiento basado en avances científicos para personas con enfermedades mentales. En 1828, el Dr. Guislain, también jefe del hospital psiquiátrico de Ghent, Juntamente con Petrus Josef escribieron un libro de tres volúmenes titulado: "Lecons orales sur les phrenopathies", expandiendo las posibilidades del tratamiento de la enfermedad mental. El museo Dr. Guislain en Ghent, Bélgica es un museo único y fascinante, con una colección vasta y profunda sobre la historia de la psiquiatra.

Comenzaré por definir y revisar la importancia de anular el estigma que interfiere con el tratamiento adecuado de pacientes que sufren adicciones. Luego continuaré con la evidencia científica para el tratamiento y prevención farmacológica de las adicciones al alcohol, cocaína, otros estimulantes y opiáceos.

El problema del estigma lo ilustraré con la obra magistral del escritor Eugene O'Neill: "Un viaje largo del día a la noche". Luego revisaré la nueva ley de drogas de Portugal que descriminaliza el tratamiento de las adicciones, para concluir con el film: "El Vuelo" que encapsula el concepto de la libertad de las adicciones.

UN VIAJE LARGO DEL DÍA A LA NOCHE

ASÍ SE TITULÓ la obra maestra teatral del gran escritor Eugene O'Neill, (48) que fue concluida en 1942. O'Neill dejó una copia sellada de esta su obra a su casa editora Random House, con instrucciones precisas de no abrir el sobre hasta 25 años después de su muerte. Empero, ésta fue abierta antes. Su segunda esposa Carlota Monterey, quien era adicta al bromuro de potasio, transfirió los derechos legales de la obra teatral a la Universidad de Yale. Todos los beneficios financieros por la venta de esta obra fueron dedicados a esta universidad, para la colección Eugene O'Neill. La obra teatral fue inaugurada en 1956, tres años después de la muerte del maestro. Esta obra tiene mucha similitud con la vida real de O'Neill. Los hechos y eventos del escrito se dan en un lugar que ese equivalente de su casa veraniega en Connecticut.

Los eventos de la obra se llevan a cabo en 1912-1913, poco antes de su hospitalización por tuberculosis en un Sanatorio. La casa veraniega corresponde pues a la casa de familia en monte Cristo Cottage en New London-Connecticut. La familia descrita en la obra corresponde a la familia que en la vida real era la familia de origen Irlandés de O Neill, el apellido fue cambiado a "Tyrone", el nombre de Eugene cambiado a "Edmund", el de su madre Mary Ellen "Ella" Quinlan fue cambiado a Mary Cavan. Por esta obra en 1957, el maestro O'Neill recibió en forma póstuma el premio Pulitzer. En 1936, Eugene O' Neill había recibido el premio Nobel, el galardón más alto de literatura.

O'Neill tuvo un problema con el alcohol y lamentablemente éste fue un drama familiar que se extendió a dos de sus hermanos y a uno de sus hijos, que también era adictos a los opiáceos y se suicidaron. En el caso de O'Neill, el alcohol le causó degeneración cerebral, que le impidió seguir escribiendo, lo que contribuyó a su muerte prematura a la edad de 65 años. Murió en un hotel en Boston y curiosamente él había nacido en un hotel. Esta coincidencia le hizo exclamar cuando estaba cerca de su muerte: "¡Maldición, nací en un hotel(New York Times Square) y moriré en un hotel!"(49). Me atrevo a afirmar que si su problema con el alcohol se hubiera corregido, ya que debido al estigma él no pudo solucionarlo, él hubiera podido vivir fácilmente 10 años más y haber producido otra obra literaria maestra.

Se ha especulado que él tenia una necesidad de auto-realizarse y expiar su sentimiento de culpa y que su denodada lucha contra el estigma del alcohol, en plena época victoriana, así como el enorme sufrimiento que le ocasionó sentirse esclavizado por esta enfermedad habría contribuido en su inspiración para su creación literaria y para escribir su obra maestra.

Para valorar el papel que el estigma, la disfunción familiar y adicción al alcohol y los opiáceos (50) tuvo en la vida de O'Neill bastará revisar como éste surge frecuentemente en su obra maestra, la cual revisaré sumariamente.

La obra teatral: "Un viaje largo del día dentro la noche" consiste de cuatro actos. Es una casi auto biografía que representa a él mismo y su familia. Un hermano mayor y sus padres. El drama se desarrolla en un día fatídico de verano que empieza a las 8:30 AM de un día de Agosto de 1912 y termina a la medianoche, en la casa veraniega de los Tyrones a la orilla del mar en Connecticut. El tema es la adicción y su efecto como desquiciante familiar. Los tres hombres son adictos al alcohol y la madre a la morfina. Los personajes, a través del drama se acusan, engañan, niegan, reprochan y lamentan su adicción inmersa en el estigma de esos días, dentro de una sociedad victoriana cerrada, con fulgurantes, como breves momentos, en los que los personajes hacen infructuosos esfuerzos de apoyarse y consolarse mutuamente.

Veamos la sinopsis de estos IV actos.

Acto I.-

James Tyrone es el padre de Edmund (Eugene O'Neill). Él es un actor entrado en años, tiene 65 años, la misma edad que tenía Eugene O'Neill cuando murió (¿Quizás una coincidencia profética?); lleva una vestimenta desaliñada; y habla con la tonada de un actor bien versado en la oratoria de sus colegas. Su mujer Mary tiene las ojeras de una adicta crónica a la morfina. Ella sufre además de ansiedad, nerviosismo e insomnio (como comorbilidades).

Cuando el hijo menor de los Tyrones, Edmund escucha a su madre merodear por la casa a altas horas de la noche, se le despierta el temor de que ella vaya a tropezar al entrar en el dormitorio de huéspedes. Éste es el cuarto que ella usaba para auto-medicarse y sentirse eufórica con morfina. Ella acaba de regresar de un tratamiento de rehabilitación para adictos a la morfina y le contesta al hijo: "Espero que recuerdes mi promesa bajo palabra de honor de que no volveré a usar morfina". Toda la familia a su vez se preocupa por la tos molesta que Edmunds tiene y que es un presagio de que él haya contraído tuberculosis. (El estigma es pues el mismo para ambas enfermedades: tuberculosis y adicción).

Acto II.-

Los hermanos Jamie y Edmund se reprochan mutuamente por aguar y robar el whisky del padre que es un alcohólico. Con ironía Mary hace alusión al hecho de que el distanciamiento paterno es la razón por la cual él ha tolerado por diez años la adicción de Mary a la morfina. Este hecho asusta a Edmund, quien está soñando con la normalidad cuando tiene que encarar dos problemas emocionales, el riesgo de la recaída de su madre y el suyo propio, de haber contraído tuberculosis. Finalmente, Mary que no puede más tolerar la mirada de su hijo Jamie, le pregunta con sorna y rabia porqué él la mira así. Él le contesta gritando, que se vea a sí misma en el espejo, con el rostro demacrado de una adicta. (Confrontación dolorosa con el estigma físico de la adicción a la morfina).

Acto III.-

Este acto se abre con el retorno de Mary y la empleada de la casa Cathleen, a quien Mary ha enviado a la farmacia para que le consiga más morfina. Mary intenta engañar a la empleada diciéndole que la morfina es para aliviar el dolor que le causan sus manos artríticas (Negación y Racionalización, ambas inefectivas en la lucha contra el estigma de la adicción).Luego Mary comienza a dormitar por la fuerte dosis de morfina que ella ha tomado. Cuando despierta, siente un fuerte complejo de culpa por haber recaído y lanza desagradables recriminaciones porque sus plegarias de intentos de sobriedad no han sido escuchadas por la Virgen María. Luego, su esposo James y su hijo Edmund regresan borrachos a la casa, sin embargo pueden darse cuenta de que Mary ha recaído en las cadenas de su adicción a la morfina. Mary tienta infructuosamente actuar en forma normal (Negación), cambiando el tema y quejándose de que su otro hijo Jamie aún no ha regresado a la casa y ha preferido quedarse en el burdel del pueblo, a seguir bebiendo. Después de rotular a Jamie "como un bebedor consuetudinario" y sin esperanza, ella continúa haciendo hincapié en que es por culpa del padre y de su ancestro Irlandés, "Ambos son estúpidos y borrachos como todos los Irlandeses" (aspectos sociales de culpar a la raza Irlandesa por el alcoholismo).

Cuando Edmund confiesa tener tuberculosis pulmonar, Mary no le cree (negación) a lo cual Edmunds le responde que su padre también la tuvo y murió a consecuencia de ella. Además, señala "lo difícil que es para él aceptarlo y aceptar que su "madre es una morfinómana". Mary estando sola, siente la necesidad de seguir usando más y más morfina, rogando que ojalá pudiese matarse con una sobredosis (Falta de Control y Fantasías de Muerte por suicidio como escape a su adicción).Cuando la empleada anuncia que la cena está lista, Mary comenta que no tiene apetito y que se acostará en su cama. James va sólo al comedor sabiendo que Mary en realidad va al dormitorio de huéspedes a ingerir más morfina. (Falta de Control y Uso Compulsivo de morfina).

Acto IV.-

A eso de la medianoche, Edmund encuentra a su padre James jugando solitario. Ambos escuchan la llegada de Jamie que vuelve borracho. Edmund se aleja para evitar peleas. James cae dormido en el sopor de su borrachera (Falta de Control y Beber Compulsivamente). Cuando Jamie vuelve, James se despierta y ambos reinician sus frecuentes peleas. Mary, que está perdida en sus sueños del pasado y completamente intoxicada con morfina, baja las escaleras trastabillándose. Vestida con su traje de novia se arrodilla y reza, mientras sus hijos y su marido la contemplan silenciosamente (¿esperando una intervención divina?).

En estos actos es fácil ver la vergüenza que empaña a esta familia disfuncional, donde todos tienen que pelear contra el estigma que cada uno de ellos cargaba en aquellos tiempos, en especial sobre la tuberculosis y las adicciones; la falta de control y el uso compulsivo de estas drogas, pese a las consecuencias negativas, claramente establecidas, tanto para el alcohol al cual han sucumbido los tres varones y la morfina, a la cual la madre está encadenada.

Especulando si hubiese o no estigma y/o vergüenza que impidan buscar el tratamiento adecuado, podemos señalar lo siguiente: En esta obra maestra de teatro, si no hubiese estigma y los personajes hubieran podido ser efectivamente tratados, estarían en estado de sobriedad. Entonces el título deprimente y negativo de esta obra podría haber sido: "Un viaje largo dentro de la noche a la luz del día". Haciendo énfasis en los aspectos positivos y efectivos del tratamiento de las adicciones, la familia podría haber sido totalmente rehabilitada y descrita como una familia feliz y productiva para la sociedad.

Resumen.-

- La obra maestra de Eugene O'Neill "Un viaje largo del día a la noche" ilustra lo terrible que el estigma es, en una familia disfuncional.
- Si el estigma se corrige las personas podrán ser tratadas. Esta obra maestra de teatro podría haberse titulado "Un viaje de la noche a la luz del día". La vida de O'Neill podría haber continuado por lo menos unos 10 años más, con mayores contribuciones literarias para la sociedad.

ADICCIÓN AL ALCOHOL

"El enemigo, a través del cual la naturaleza cobra justicia por haberse violado sus leyes, ha caído en la adoración de dioses falsos como Baal, Ashtoreth y aun peor, "Baco"
—Sir William Osler

EL ALCOHOL ES la substancia mas frecuente entre los que se presentan a tratamiento por adicciones... De acuerdo a la Organización Mundial de la Salud 140 millones de individuos tienen esta adicción (51). En USA existen unos 14 millones de personas con esta adicción. El 10-20 % de hombres y 5-10 % de mujeres en el transcurso de su vida presentan esta adicciones con un gasto económico total en el año 2006, de unos 223.5 billones de dólares (52). Revisare ciertos aspectos de la farmacología del alcohol.

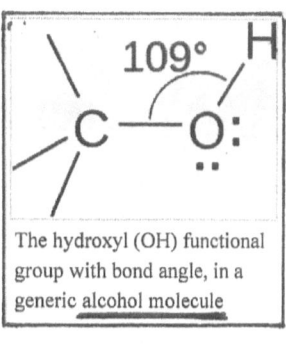

The hydroxyl (OH) functional group with bond angle, in a generic alcohol molecule

Farmacología.-

El alcohol es una molécula compuesta por dos carbonos que no tiene afinidad especifica por ningún receptor cerebral. Sin embargo el alcohol afecta a una variedad de sistemas de neurotransmisores (donde confluyen los mas comunes que son aquellos que afectan a los desordenes psiquiátricos). El alcohol modifica el funcionamiento de la membrana celular, y los neurotransmisores y neuromoduladores que están empapados en estas membranas.

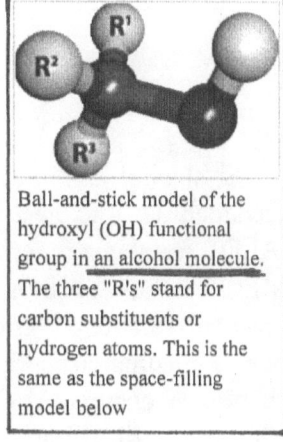

Ball-and-stick model of the hydroxyl (OH) functional group in an alcohol molecule. The three "R's" stand for carbon substituents or hydrogen atoms. This is the same as the space-filling model below

(cortesía de Wikipedia la enciclopedia gratuita).-

Factores Farmacodinamicos.-

El alcohol se absorbe en el estomago y al duodeno. El alimento diluye la cantidad de alcohol absorbida y metabolizada. Es por esta razón que es buena la práctica de comer cuando se bebe. Los rusos le llaman a esto "Sakuski" ó los alimentos que consumen cuando beben vodka. Aproximadamente del 5 al 10% de alcohol se elimina en el aliento. La relación entre la concentración de alcohol en la sangre y en el aliento es de 2000 a 1. Esta es la base para la administración de alcoholemia por el aliento. Determinándose el limite legal de un 0.010 mg/dl por encima del cual se determina este test como + (Positivo)

Metabolismo del alcohol. Tabla Nº 3.-

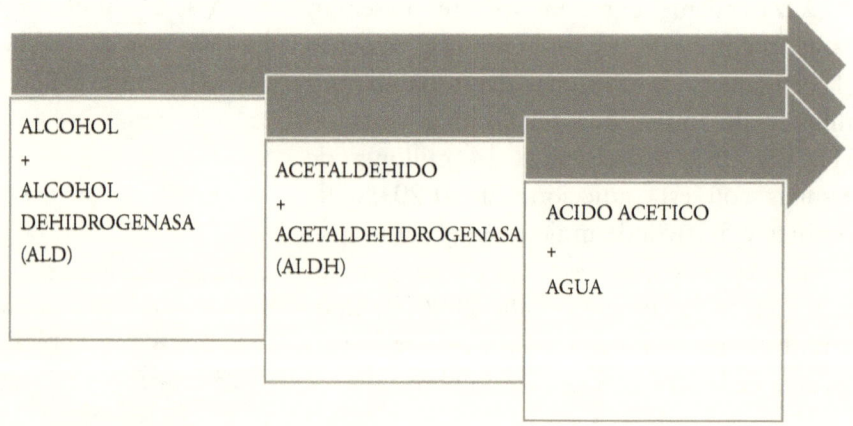

El alcohol es metabolizado a través de un proceso de oxidación en acetaldehído y acido acético a través de la enzima alcoholdehidrogenasa (ALD), catalasas y enzimas oxidantes de los micro somas hepáticos MEOS; estos últimos muy elevados en los que beben en exceso) (particularmente el citocromo P450).El acetaldehído es metabolizado por la enzima acetaldehidrogenasa (ALDH) en acido acético y agua cuando la enzima ALDH es bloqueada, como por ejemplo cuando se administra disulfiram, se acumula acetaldehído produciéndose una reacción desagradable que se conoce con el nombre del "Síndrome de acetaldehído". Polimorfismos genéticos de esta enzima determinan la protección y vulnerabilidad al alcoholismo como se observa entre algunas personas de ancestro asiático e hijos de alcohólicos respectivamente. Los

CESAR A. FABIANI, MD

niveles bajos de esta enzima explicarían mayores niveles de alcohol en la sangre entre las mujeres.

Acetaldehído.-

Es el primer producto metabólico del alcohol. Existen variantes genéticas de la enzima que cataliza esta reacción ADHl 1-2, que como dije líneas arriba determinan mayor vulnerabilidad o protección contra el alcoholismo. El aumento de la enzima ADHL2 permite tolerar mayores cantidades de alcohol y según el Dr. Schikitt este seria un factor de mayor riesgo a contraer la adicción al alcohol (53), por el contrario su deficiencia que es mas común en personas de ancestro asiático protegería contra esta adicción. Ya que cuando se ingiere alcohol rápidamente se produce el síndrome del acedtaldehido: "The Oriental or Flushing síndrome" (54).En el primer caso la farmacogenetica detectando niveles altos de ADHL2 permitiría aislar personas predispuestas a esta adicción. Un hecho bastante controvertido es que este compuesto, unido a otros neurotransmisores, produzca una substancia opiácea llamada Salsalinol o tetrahidropapaverolina (THP), que explicaría los efectos reforzadores que el alcohol tiene sobre los centros cerebrales del placer, que al ser bloqueados por los opiáceos como la naltrexona tengan aplicación en el tratamiento. Investigaciones recientes explican los efectos de reforzamiento del alcohol a través de la dopamina y el GABA (acido gama amino butírico), en dosis altas el alcohol es un antagonista del NMDA (aspartato demetilado de glutamato=N-methyl-D-aspartate) que esta asociado a los efectos negativos de la intoxicación alcohólica.

GABA.-

El GABA (Acido gama amino butírico) es el inhibidor más importante del SNC (Sistema nervioso Central). Los efectos beneficiosos de usar medicamentos agonitas del GABA como las benzodiacepinas están comprobados para el tratamiento del síndrome de abstinencia alcohólica en el cual puede salvar la vida, al prevenir el DT (delirium tremens) o las convulsiones. En sus efectos agudos el alcohol aumenta la descarga de estos neurotransmisores que con el uso crónico se acostumbran (Volkov et al, 1997) (55) y se desencadena una hiperexcitabilidad seria y responsable delsíndrome de abstinencia alcohólico. Se han comprobado diferencias genéticas en cuanto a variaciones allelicas (allele; parte del gene) del GABA 2 asociadas con la adicción al alcohol (56).

Las implicaciones terapéuticas de este sistema de neurotransmisores es sumamente importante y explica el porque las benzodiacepinas, barbitúricos, carbamazepina y acido valproico tengan para el tratamiento agudo del síndrome de abstinencia alcohólico.

Glutamato.-

El glutamato es el neurotransmisor de excitación del SNC por excelencia, se activan dos tipos de receptores vinculados a la proteína G. El alcohol al antagonizar los receptores NMDA explicando su efecto reforzador. La neuromodulacion de estos receptores por ejemplo con el acamprosato y algunos anticonvulsivos como el topiramato, lamotrigina y otros, explicaría sus efectos terapéuticos.

Serotonina.-

La disminución del triptófano (el aminoácido precursor de la serotonina) entre sujetos que tienen comorbilidad depresiva aumenta el deseo de beber y explicaría la depresión que ocurre. El alcohol actúa a niveles de los receptores dopaminergicos 5-HT1b, 5-HT2c y 5-HT3. Existe evidencia clínica de que el odansetron,(que se usa para prevenir el vomito causado por la quimioterapia para el cáncer y que es un antagonista del receptor 3-HT3), en sujetos donde existe adicción a edad temprana disminuya la apetencia alcohólica.-

Indicaciones para naltrexona/disulfiram. Tabla Nº 4.-

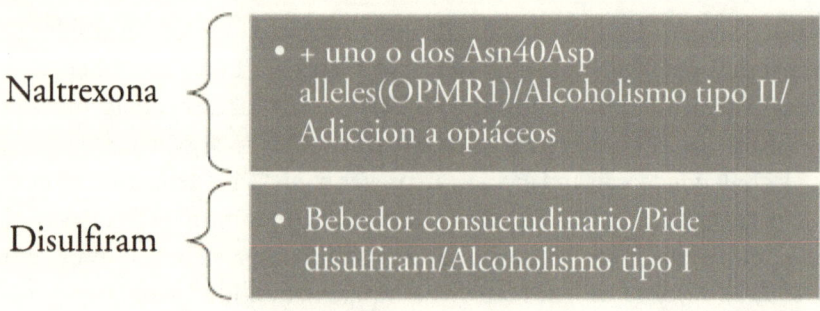

Naltrexona
- + uno o dos Asn40Asp alleles(OPMR1)/Alcoholismo tipo II/ Adiccion a opiáceos

Disulfiram
- Bebedor consuetudinario/Pide disulfiram/Alcoholismo tipo I

Voy a señalar que la contribución De la naltrexona para el tratamiento de ciertos tipos de alcoholismo se debe en parte al investigador Charles O'Brien(57), quien ha recibido el premio Jellinek por sus contribuciones a la investigación de las causas biológicas del alcoholismo. El y su grupo de estudio, en la Universidad de Pensilvania postularon que el alcohol estimula la producción de opioides endógenos para producir sus efectos de placer. Por lo tanto la naltrexona, que es un bloqueador opiáceo, también reduciría el placer producido por la bebida y de esta forma pudiese ser utilizada en el tratamiento del alcoholismo. Sus estudios comenzaron en 1983. De manera tal que ellos realizaron el primer estudio con naltrexona a doble ciegas entre 1985 y 1988 demostrando que los individuos que recibieron naltrexona experimentaron menos apetencia por el alcohol y pudieron mantenerse abstinentes. La efectividad de la naltrexona sin embargo, depende de un allele, (parte de gene), que tiene afinidad por el receptor μ y predice la buena respuesta a la naltrexona. Este medicamento fue aprobado por el FDA en 1992, después de que los resultados obtenidos por O'Brien y su grupo fueron replicados por los investigadores de la Universidad de Yale. Desde entonces en USA la naltrexona (Revia) se ha convertido en el medicamento más popular para el tratamiento de esta adicción. En el año 2010, se recetaron 283.000 prescripciones y 16,000 de Vivitrol la forma de acción prolongada e inyectable (una inyección mensual de 338 mg).

Farmacogenética.-

Un estudio del Instituto nacional de salud en Febrero del 2008 demostró que los pacientes adictos al alcohol que tenían una variante al gene del receptor opiáceo en el gene OPRM1 (58) demostraron una mayor respuesta beneficiosa a la naltrexona. Este test se esta estudiando para seleccionar a los pacientes que van a responder a esta medicación. Este estudio sugiere que los portadores del allele G experimentan una mayor euforia en respuesta al alcohol y por esto responderían mejor al bloqueador opiáceo.

La naltrexona (ReVia) fue aprobada por el FDA en el año 1984 para el tratamiento de la adicción a los opiáceos y en el año 1992 para la adicción al alcohol, bloquea el sistema opioides endógeno que contribuye a reforzamiento que el alcohol produce.

La naltrexona. Volpicelli et al. 1995(59) podría ser más efectiva en el denominado alcoholismo tipo II: mas frecuente entre hombres de raza blanca, de aparición a edad temprana (antes de los 20 años), existe impulsividad y rasgos de búsqueda de placer instantáneo y temerario.

El uso de medicaciones que enfocan a neurotransmisores y neuromoduladores afectados por el alcohol representan una modalidad farmacológica razonable. Sin embargo salvo el uso comprobado de las benzodiacepinas que son tan efectivas en el tratamiento del síndrome de abstinencia alcohólico (60).El uso de otras medicaciones que no incluyen a la naltrexona en este país es limitado. En estudio de cerca 1.400 médicos especialistas en adicciones revelo que solamente un 9 % recetan desulfuran (61), estas cifras contrastan con la prescripción de antidepresivos que llegaron a un 44% entre pacientes con adicción al alcohol.

La variante genética para indicar una respuesta buena a la naltrexona ha sido recientemente corroborada (62).

En resumen podemos decir que según la tipología del alcoholismo de Cloniger (63) la naltrexona seria mas efectiva en el alcoholismo tipo II. (Tabla N°4).

Disulfiram (Antabuse).-

Es el único medicamento aprobado en USA, que causa aversión al alcohol. La intensidad del síndrome del acetaldehído dura unos 30 minutos y luego se auto elimina. Los síntomas mas comunes son: taquicardia, enrojecimiento del la piel, sobretodo el rostro, falta de respiración, mareo, temblores. En USA, la dosis frecuente es de 250-500 mgs.

El mayor estudio hecho en este país fue por Favazza (64), fue un estudio metacéntrico realizado por el Veterans Administration Cooperative Study Group en 1974, más de 600 hombres adictos participaron y se demostró una correlación entre abstinencia total y grado de aceptabilidad de la medicación. Beneficiando a aquellos sujetos que no podían abstenerse del alcohol ni por un solo día. La supervisión de la toma de este medicamento es esencial. Los pacientes deben tomarlo a sabiendas y estar al tanto de las reacciones que se producen. Por lo tanto no esta indicado en quienes lo rechacen o tengan alguna contraindicación (Brotes psicoticos).

Acamprosato.-

Restablecería el balance de excitación neuronal e inhibición a través del GABA y el receptor NMDA. En Francia se comprobó que este medicamento era efectivo dos veces más que con placebo. En USA, en el famoso estudio denominado COMBINE, no se replicó este hallazgo. Por otro lado, el cuantioso número de pastillas (dos/tres veces al dia) -de 333 mg cada una- no ayuda a su aceptabilidad.

Antes de poder aumentar la prescripción de medicaciones en la adicción al alcohol. Tenemos aun muchas preguntas sin respuesta. Por ejemplo cual es la duración optima del uso de la naltrexona?, ya que la seguridad (bloqueo de los opiáceos endógenos o endorfinas) y eficacia de esta medicación necesita ser adecuadamente estudiada en mujeres, diferentes grupos étnicos y etarios como adolescentes y pacientes geriátricos. Factores económicos también deben ser considerados. No esta indicado en casos de hepatitis aguda. Deben acoplarse distintos tipos de pacientes a distintos tipos de tratamiento. En este sentido, la farmacogenética ayudara a separar a los pacientes que respondan a la naltrexona.

Un área en el cual se esta acumulando la experiencia es en el área de las comorbilidades psiquiátricas en la adicción al alcohol. (Kranzler and Tinsley, 2004) (65). Por ejemplo en casos de ansiedad y depresión el uso de la buspirona y los antidepresivos. La posibilidad de combinar medicaciones para el tratamiento de la adicción al alcohol con medicaciones que traten la comorbilidad psiquiátrica esta teniendo más y más aceptación. Finalmente debemos señalar que la medicación es parte del tratamiento que siempre debe ser biopsicosocial, incluyendo la psicoterapia y los valiosos aportes de terapias de auto-ayuda como es el de AA. Por de pronto las medicaciones mas estudiadas para el tratamiento de esta adicción han sido la naltrexona y el acamprosato.

El Estudio COMBINE.-

Este estudio estuvo patrocinado por el Instituto Nacional del Alcoholismo y Alcohol (NIAAA) (66), fue llevado a cabo al azar, entre 1383 pacientes, en 11 centros académicos de USA entre enero 2001 y Enero 2004. Los resultados los resumimos: "El manejo medico de la adicción al alcohol con la naltrexona es posible, si se implementa por los médicos de atención primaria, se aumentara en forma considerable el acceso de pacientes a este tipo eficaz de tratamiento".

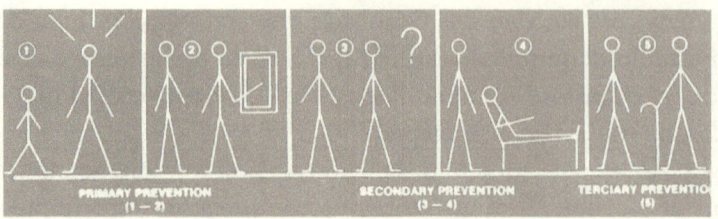

Tratamiento y Prevención.- (propiedad del autor).

Resumen.-

Antes debemos recordar que uno de los problemas mas importantes en el tratamiento de las adicciones es saber separar diferentes grupos de personas que responderán a distintos grupos de tratamiento. En este sentido, tanto el *tratamiento simultaneo (un medicamento trata mas de un desorden)*, como combinados, son ejemplos de este tratamiento mas individualizado. Es muy importante recordar que: flexibilidad no significa permisibilidad. Asimismo que si el estigma se elimina, nunca debemos castigar, sino motivar a las personas a que asuman mayor responsabilidad en el cuidado de su salud. En este sentido vamos a prestar ejemplos de medicina en general, siguiendo un enfoque moderno para el tratamiento de la artritis reumatoide, propuesto por el Dr. A. Epstein (67).

¡El objetivo es dar en el blanco! En el caso de la artritis reumatoide el blanco es disminuir los marcadores biológicos. En el caso de la hipertensión, disminuir la presión arterial; en el caso de la diabetes disminuir las cifras de la hemoglobina HbA1C; en el caso de la hiperlipidemia disminuir el colesterol; en el caso de las adicciones lograr la abstinencia que se medirá a los 6 meses, al año y a los dos años (Tabla No.5.-).

CESAR A. FABIANI, MD

El blanco del tratamiento. Tabla no. 5.-

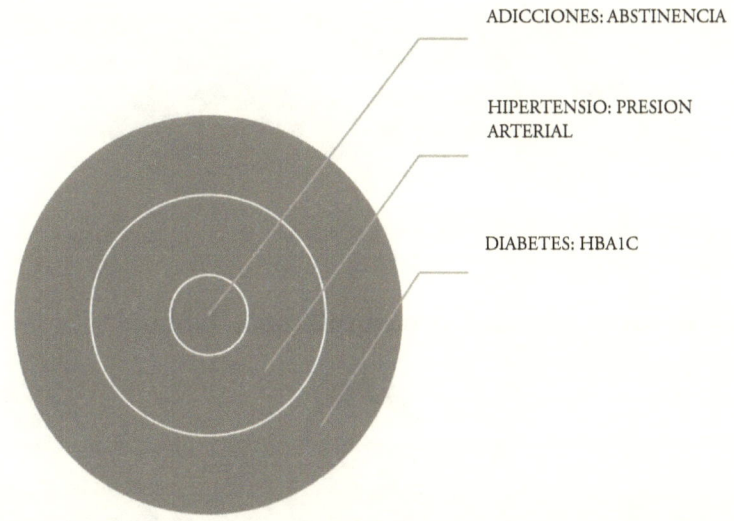

ADICCIONES: ABSTINENCIA

HIPERTENSIO: PRESION ARTERIAL

DIABETES: HBA1C

➢ **Prevención Primaria.-**

Significa prevenir la aparición de la enfermedad. (1 y 2 en la figura No.14))

Educar a las personas con alto riesgo de desarrollar esta adicción, como los hijos de alcohólicos o los portadores del polimorfismo a la (ALDH2), a no beber o beber en forma moderada. proteccion con el desarrollo de vacunas como en el caso de la adicción a la cocaína.

➢ **Prevención secundaria.-**

Significa el diagnostico precoz y la administración de medicaciones que prevengan la incapacidad. (3 y 4 en la Figura No. 14). Mas la asistencia a Alcoholicos Anónimos.

Medicaciones recomendadas:

- Naltrexona: es mas eficaz en personas con alcoholismo tipo II (Cloninger) (63). Para adictos varones, blancos, con comienzo a edad temprana de esta adicción, algunos con personalidad antisocial como comorbilidad psiquiatrica. Comorbilidad adiccion a opiáceos (*Farmacologia Simultanea;cuando un medicamento trata mas de una adicción*) (Table N.6) y con la variante del gene OPRM1.

Naltrexona. Tratamiento simultaneo. Tabla Nº 6.-

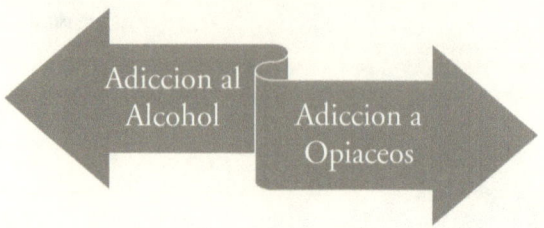

Acido valproico. Tratamiento simultaneo. Tabla Nº 7.-

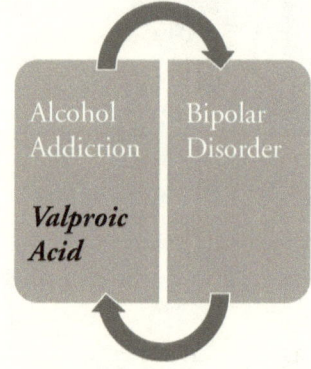

Buprenorfina tratamiento simultaneo. Tabla Nº 8.-

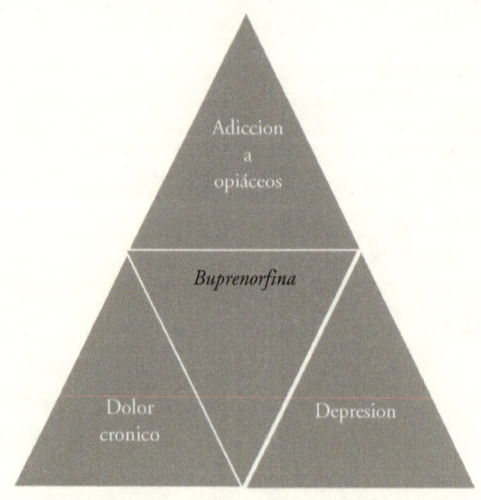

CESAR A. FABIANI, MD

- Disulfiram: Para pacientes bebedores consuetudinarios, que la pidan y no tengan contraindicaciones.
- Igualmente la buprenorfina puede ser prescrita para el tratamiento simultaneo de dolor crónico, adicción a opiáceos y depresión.
- Topiramate (Topamax), Lamotrigina (Lamictal),Valproic acid (Depakote), Quitaipina (Seroquel), Litio.- En casos de comorbilidad con desordenes bipolares.
- El acido valproico y la quitaipina son ejemplos de seis estudios a doble ciegas publicados en los últimos diez años realizados en personas con adicciones y comorbilidades psiquiátricas.El estudio del acido valproico fue hecho por el Dr. Salloum(68) y mostro reducción en la ingesta de alcohol en personas que también tenían desorden bipolar. Lo cual demuestra la imperiosa necesidad que se tiene de realizar mas estudios de investigación en esta área.
- **Buspirona y Antidepresivos:** Cuando hay comorbilidad a los síndromes depresivo-ansiosos.
- **Ondansetron (Zofran):** cuando hay comorbilidad con el cáncer. El odansetron se usa como antiemético para contrarrestar los efectos noscivos de la quimoterapia.

➢ **Prevención Terciaria:**

Significa la rehabilitación y la prevención de mayor incapacidad (#5 en la Figura Nº 14)

Sobre todo asistir a AA y técnicas de prevenir la recaída. Continuar con la medicacion de mantenimiento si esta es necesaria.

ADICCIÓN A LA COCAÍNA Y OTROS ESTIMULANTES

"La cocaína muestra las dos caras de Jano"

A CTUALMENTE, EN LOS EE.UU. habría más de 2 millones de personas adictas a la cocaínaque, dicho sea de paso, es una de las substancias experimentales mas adictivas que existe sobre la tierra.

La FDA no tiene ningún medicamento aprobado para el tratamiento de esta adicción. Debo recordar que bajo otros estimulantes, me referiré a las anfetaminas, la cafeína y la nicotina.

Farmacología.-

Mecanismo de acción de la cocaína.-

El efecto más conocido de la cocaína es el bloqueo de la absorción de dopamina. A nivel de la sinapsis neuronal la cocaína bloquea el mecanismo de transporte de la dopamina y así ésta se acumula en la sinapsis. El uso prolongado de la cocaína produce un mecanismo de homeostasis ó una disminución compensatoria en el número de receptores, causando lo que vengo en llamar "depauperización dopaminergica" que es la responsable del síndrome de abstinencia cocaínico. El blanco de la cocaína en el SNC es el centro cerebral del placer o núcleo accumbens, el tegmento ventral y la corteza pre-frontal. (Fig. Nº 2.)

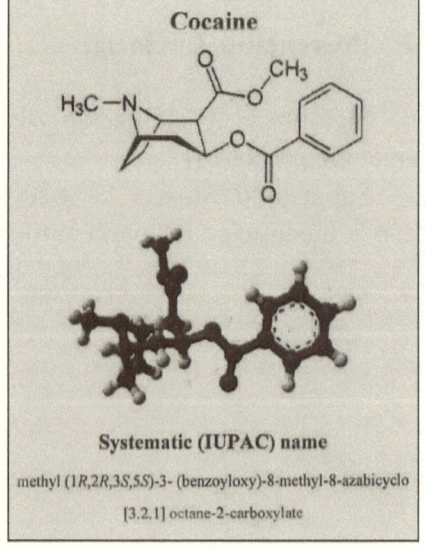

Cocaine

Systematic (IUPAC) name

methyl (1R,2R,3S,5S)-3- (benzoyloxy)-8-methyl-8-azabicyclo [3.2.1] octane-2-carboxylate

Formula de la cocaína. (cortesía Wikipedia, la enciclopedia gratuita).-

Su biosíntesis comienza con l-glutamina, que es un derivado del aminoácido ornitina, elemento que se encuentra en las plantas. Este se convierte en l-arginina. Con el añadido de átomos de carbono por la coenzima acetil-Coa. Después de varias reacciones, se forma la metilecgonina y, con dos unidades de ésta, se forma la cocaína.

La Benzo y lecgonina es el producto más importante en la metabolización de la cocaína. Se puede detectar en la orina después de 4 horas de haberla ingerido y se mantiene en la orina en concentraciones mayores a 150 ng/ml, hasta 5 días después de su consumo.

Cuando se consume cocaína con alcohol, se forma un producto bastante tóxico llamado coca-etileno que es fuertemente euforiogénico y con mayor toxicidad en el aparato cardiovascular.

Apariencia.-

La cocaína en forma pura es un producto de color blanquecino perla. La cocaína adulterada es de color rosado o marrón. Su consistencia varía, desde un producto aceitoso a cristalina.

El crack tiene un color crema.

Igualmente, la cocaína inhibe la reabsorción de la serotonina y del neurotransmisor 5-HT3 (5 hidroxitriptamina).

Los receptores opiáceos: sigma y kappa son también bloqueados, así como el receptor NMDA.

Las vías de absorción preferida de la cocaína son: la oral, durante el coqueo, inyección intravenosa, inhalación nasal y pulmonar cuando se la fuma. La cocaína oral inicia su efecto a la media hora de su consumo. Por vía nasal 5-15 minutos y, cuando se la administra mediante inyección intravenosa, se la fuma o inhala, es de 5 a 8 segundos.

Alteraciones en la transmisión del glutamato, sobretodo las que afectan al receptor NMDA, serian responsables de la sensibilización a la cocaína (a través de estas conexiones con la corteza pre frontal).

Anfetaminas.-

Las anfetaminas aumentan la eliminación de varios neurotransmisores, siendo el más importante la dopamina. Evitan su almacenamiento en vesículas celulares, al bloquear su absorción (El transportador vesicular mono amina). También son inhibitorios débiles de la enzima monoamino-oxidasa. Por su similitud molecular son agonistas de las catecolaminas. La más importante en esta clase es la dextro-anfetamina, existiendo otros derivados entre los cuales podríamos citar: la metanfetamina (metedrin o "speed") fenmetrazina (Preludin) y metilfenidato (Ritalina), lesdexanfetamina (Vyvanse) de eliminación lenta en el aparato digestivo y menos adictiva que las otras.

El primero entre los muchos y nuevos miembros de estas anfetaminas artificiales fue 2,5 dimetoxi -4- metilanfetamina (DOM "STP") 3,4-metilenedioxianfetamina (MDA) y 3,4 metilenedioximetanfetamina (NMDA "éctasis"). En esta última, la substancia clave es la cationina y metacationina que, cuando hay intoxicación, se presenta como un síndrome serotonienérgico con: hiperreflexia, clonus, bruxismo, taquicardia, y a veces, con convulsiones y con un cuadro agudo de paranoia, cuyas complicaciones constituyen la hipertermia, coagulopatías y disfunción hepática. El tratamiento es conservador y sólamente se recomienda en la fase aguda el uso de benzodiacepinas.

La llamada neurotoxicidad de las anfetaminas, sobretodo en animales de experimentación, se debe a que causan atrofia del hipocampo y aumento en la respuesta a los corticoesteroides. Un alcaloide importante vinculado a las anfetaminas es la cationina, que se encuentra en las hojas del Khat o *Cathaedulis*. Se trata de una planta silvestre que se encuentra en forma abundante en Ceilán, el masticado de sus hojas produce un efecto similar a de las anfetaminas.

Recientemente, la nueva versión de anfetaminas es la llamada "Bath salts" (sales de baño) (69) que se inhalan por vía nasal o se fuman y no son tales sales, sino anfetaminas artificiales y/o alucinógenas.

Anormalidades de intoxicación con cocaína han sido documentadas con neuroimagenologia por Volkov (70) mostrando disminución dopaminergica en los receptores cerebrales. Igualmente se ha demostrado una disminución del flujo sanguíneo cerebral que tiende a revertirse con la abstinencia. Disminución en la corteza cerebral o región frontal, temporal el déficit cognoscitivo que se halla sobretodo entre personas adictas a las anfetaminas. También con las anfetaminas se han documentado deficiencias en la memoria, aprendizaje verbal y atención.

Cafeína.-

La cafeína o compuesto demetilxantina ejerce su efecto a nivel del SNC, bloqueando los receptores cerebrales de adenosina. Modula la actividad de la coenzima adenil-ciclasa y tiene también la característica de bloquear la serotonina, de ahí sus efectos antidepresivos.

Nicotina.-

La nicotina ejerce sus efectos estimulantes a través del bloqueo de la dopamina en sus numerosos receptores nicotínicos y muscarínicos cerebrales. Bloquea también los receptores dopaminergicos D1, D2, D3, NMDA, cannabinoides (CB1) y GABA. (71)

Pienso que es de interés señalar que la nicotina es originaria de Bolivia. Los hallazgos arqueológicos más antiguos del Tabaco se encontraron en Chiripa, a orillas del Lago Titicaca (72). Entre las plantas psicotrópicas la nicotina se considera una de las plantas "que enseñan" pues al igual que la ayahuasca y la coca se cree tengan un "espíritu maestro o madre" que enseña los secretos de medicina a los curanderos

Debemos recordar que el fumar cigarrillos causa unas 400.000 muertes anuales que podrían ser prevenidas. A pesar de que el FDA ha aprobado dos medicinas para este uso: Chantix y Zyban. Muchas personas continúan recayendo en esta fuerte adicción. Si usted es uno de los 30-40 millones de personas que continúan con esta adicción. ¿Que tal si hace la prueba de usar un tratamiento que reduzca el daño?

Me refiero a los denominados "cigarrillos-e". (Cigarrillos electrónicos). Que contienen unos 20 ingredientes, ninguno de ellos carcinogénico a comparación de los cigarrillos regulares que contienen 400 otros ingredientes a parte de la nicotina y muchos de ellos carcinogénicos. Por otro lado, debo señalar que nuestro cerebro tiene receptores nicotínicos y que la nicotina en sí no sería dañina para el cerebro, al contrario, se ha demostrado que la nicotina ayuda a disminuir la prevalencia del Alzheimer y la enfermedad de Parkinson (73).

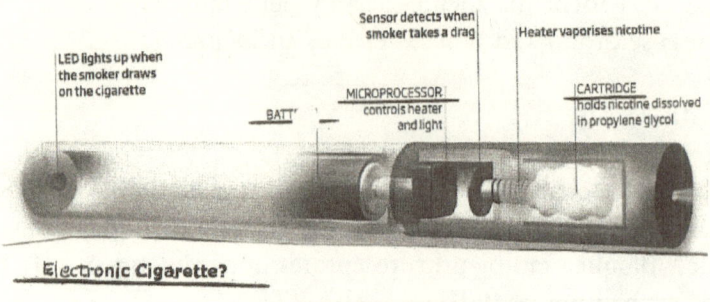

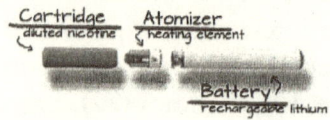

¿Que son los cigarrillos electrónicos?
(cortesía de Wikipedia la enciclopedia gratuita).-

Se trata de un aparato electrónico que simula el fumar al producir un vapor que se inhala con toda la sensación física, apariencia y sabor (con o sin nicotina) del fumar tabaco (74). No produce cenizas ni los riesgos de salud que los cigarrillos regulares causan.

Componentes:

➢ Una capsula que sirve de boquilla, con apertura en ambos extremos.

Un extremo se aplica en la boca del fumador y el otro va dirigido a un

➢ Atomizador o elemento de calor, que al entrar en contacto con un líquido lo evapora y es este vapor el que se fuma. Existen líquidos con nicotina en dosis de 7-14-24 miligramos.

➢ La batería, o fuente de energía, es por lo general una batería de litio recargable con la corriente eléctrica casera.

Existen aparatos en los que se combinan los elementos Nº. 2-3. En lo que se viene a llamar un "cartomizador".

Historia.-

En 1963, Herbert A. Gilbert patentó este aparato y lo describió como: "un cigarrillo sin tabaco". Sin embargo, fue Hon Lik, un farmaceuta

CESAR A. FABIANI, MD

Chino, al que se le atribuye la invención de este moderno cigarrillo electrónico en el año 2000. El propuso el glicol de propileno para diluir la nicotina en una forma libre de la base. El aparato fue introducido en el mercado Chino domestico en 2004, como una ayuda para dejar de fumar. La compañía "Golden Dragon Holdings" para la cual trabajaba Hon Lik cambió de nombre a "Ruyan" y comenzó a exportar el producto en los años 2005-2006.

Actualmente, no se sabe a ciencia cierta si estos cigarrillos son totalmente saludables. Empero, no existe contraindicación alguna. Un reporte de Grecia (75) el primero en fijarse en los efectos cardiopulmonares de las cigarrillos electrónicos, encontró cierta resistencia pulmonar, pero por el número pequeño de sujetos no se considera un hallazgo importante.

En 2010, la Escuela de Salud Publica de la Universidad de Boston declaró lo siguiente: "Pocos sino, ninguno de los elementos químicos en los cigarrillos electrónicos causan preocupación por problemas de salud serios". Los niveles de substancias carcinógenas se hallaron 100 veces inferiores a los cigarrillos regulares.

De manera que si no puede dejar de fumar esta seria una alternativa mucho más saludable.

Las alteraciones en la conducta.-

Dependen de varios factores, como la vía de absorción, la dosis, las experiencias previas y el medio ambiente en el cual estas drogas se consumen. Además, factores genéticos que explican el porque "personas, cosas y lugares" tienen un efecto condicionante tan importante. Las alteraciones en el estado de ánimo van desde la euforia ligera a un estado maniaco y disforia con depresión de rebote e ideas de suicidio. La sensibilización mencionada con la cocaína seria la explicación de brotes psicóticos más frecuentes en pacientes esquizofrénicos. Los delirios de tipo paranoide son frecuentes. La dosis para producir este fenómeno varía. Se ha calculado que un 50% de personas que usen unos 100 mg diarios de anfetaminas, durante unos 3 meses, desarrollarán psicosis, Sato (76).Como preámbulo, los sujetos muestran una fascinación por objetos en su medio ambiente y conductas repetitivas como el armar y desarmar objetos, el pellizcarse la piel y actitud de recelo y desconfianza. La presentación de psicosis por estimulantes casi, indistinguible de la esquizofrenia (Ellinwood 1971) (77). Que si no se aclara en pocos días debe manejarse con medicación anti psicótica.

Tratamiento y prevención farmacológicos.-

Debe hacerse una completa evaluación de toda persona adicta a los estimulantes, incluyendo un examen mental y psiquiátrico, examen físico, exámenes de laboratorio.

El objetivo del tratamiento de la adicción a los estimulantes, sería el comenzar la abstinencia y el prevenir las recaídas al mismo tiempo y de acuerdo a la jerarquía existente tratar las comorbilidades sobretodo psiquiátricas.

A pesar de haberse estudiado infructuosamente más de 40 medicamentos por el momento ninguna medicación ha sido aprobada por el DFA. Proponemos la distinción en por lo menos 5 diferentes grupos de pacientes de acuerdo a su comorbilidad psiquiátrica. Y esto se aplicaría a las adicciones al alcohol y los opiáceos.

Grupos de pacientes adictos con comorbilidad psiquiátrica. Tabla Nº 9.-

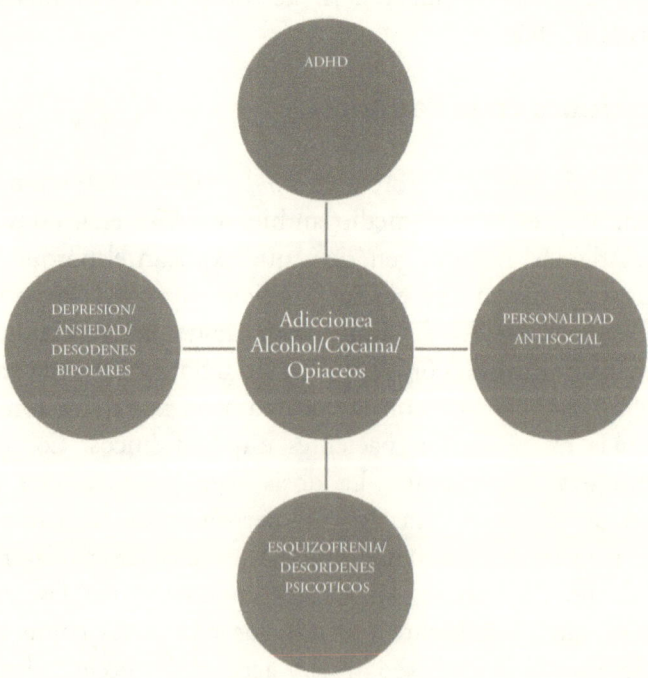

> ## Prevención primaria.-

Significa prevenir la aparición de la adicción con el uso de vacunas, butirlcolinesterasa, incluyendo los anticuerpos monoclonales pasivos y vacunaciones activas y que han demostrado que previenen el consumo de cocaína (78). Igualmente la educación a grupos de alto riesgo.

> ## Prevención Secundaria.-

Significa diagnostico precoz y tratamiento farmacológico para prevenir complicaciones y rehabilitación + asistencia a grupos de auto-ayuda como CA (Cocainómanos Anónimos)

Como deje líneas arriba, se han estudiado más de 40 medicaciones, con pobres resultados.

Agonistas de la cocaína: incluyendo otros estimulantes como las anfetaminas que han dado resultados parciales en individuos con ADHD como comorbilidad, incluyendo las anfetaminas y las hojas de coca.

Bloqueadores del transporte de la dopamina, como el manazidol, la bupropion y mirtazepina. Anti psicóticos como la rispiridona de acción prolongada, que bloquea los efectos de las anfetaminas.

Agentes agonistas del GABA como la gabapentina, topiramato, tiagabina, y baclofen. Moduladores de las respuestas al estrés como el propranolol.

Finalmente, productos nutritivos como la GinkoBulova, St. Jones Wart, complejos vitamínicos de tiramina, triptofano 1 gm cada uno y B6 100 mg, ibogaina y omega-3 ácidosgrasos de 1-4 gms.Diarios. La buprenorfina ha dado más resultados negativos que positivos.

Igualmente en 2011, se demostróla superioridad de un estudio, a doble ciegas entre individuos adictos a las anfetaminas con el bupropion, mirtazepina 30 mg. como un agonista inverso de varios receptores cerebrales y afinidad por el receptor α-adrenergico.

Los antidepresivos que han mostrado cierta eficacia en personas con comorbilidad de desorden depresivo mayor han sido la desipramina y el bupropion (79).

Entre los agonistas dopaminergicos, (con la intención de corregir cierta desregulación que viene con el síndrome de abstinencia) del receptor D2 tenemos: la bromocriptina, pergolida, pramapixole y amantidina. Cierta eficacia se demostró con anfetaminas de eliminación prolongada y disulfiram (80).

Entre los antidepresivos que inhiben la dopamina, serotonina y nerepinefrina están aquellos que han dado cierto resultado como ser: desipramina, imipramine y venlafaxine (81). Reportes mas recientes del Dr. Saxon (82) establecieron cierta evidencia en estudios con el metilfenidato, posiblemente por haberse tratado de individuos que tenia como comorbilidad ADHD.

➢ **Prevención terciaria.-**

Asistencia a grupos de Cocainómanos Anónimos y práctica de prevenciónante la recaída.

Resumen.-

El mayor desafío es saber separar distintos grupos de individuos adictos a los estimulantes con comorbilidad psiquiátrica. De acuerdo a esta división recomendamos los siguientes medicamentos:

- Comorbilidad con desordenes bipolares: rispiridona, quitaiapina,
- lamotrigil, topiramato, carbamazepina, acido valproico y litio.
- Comorbilidad con la esquizofrenia: quitaiapina, rispiridona.
- Comorbilidad con desordenes depresivos y ansiosos: bupropion, mirtazepina, desipramina, propanolol, baclofen
- Comorbilidad ADHD: Metilfenidato (Ritalin), Vyvanse, etc.

ADICCIÓN A LOS OPIÁCEOS

"El objeto de la química, no es el de fabricar oro, sino el descubrir
compuestos químicos que curen las enfermedades"
—Paracelso

EN EL AÑO 2011, la prescripción mas frecuente en los EE.UU. fue la del Vicoden (Oxycodon con acetaminofena). Unos 4 millones de recetas escritas en ese año (83).De acuerdo al National Survey on Drug use and Health en el año 2010, en USA, dos millones de personas dependen de pastillas opioides para el dolor. Unos 400.000 son adictos a la heroína.

Previamente, un estudio serio elaborado entre 1964 y 2001(84), informó sobre la cronicidad y letalidad de esta adicción, 581 individuos adictos a los opioides tratados en el California Civil Addict Program reportaron una mortalidad del 49%. Diariamente podemos ver en la TV cifras de como esta adicción ha alcanzado dimensiones epidémicas. Lo que no se difunde tanto son los hechos positivos, como el primer estudio hecho con Burenorfina que reporto un 88 % de mejoría. Este hecho debe ayudarnos a luchar contra el estigma de la adicción a los opiáceos.

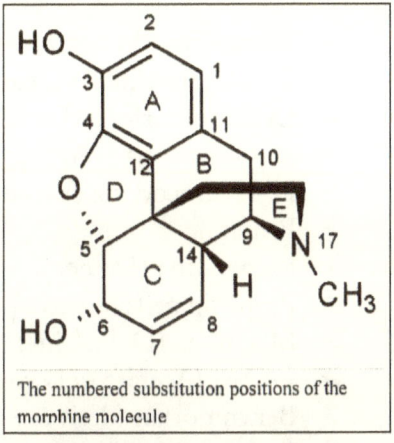

The numbered substitution positions of the mornhine molecule

Formula de la Morfina. (cortesía de Wikipedia, la enciclopedia gratuita).-

Farmacología.-

El termino "opioides" se refiere a cualquier tipo de substancia exógena que actúe como un agonista a nivel de los receptores cerebrales opiáceos. Por su parte, se entiende medicación opiácea al tratamiento con cualquiera de los alcaloides narcóticos que se extraen de la planta del opio "Papaver Somniferum."

Receptores opioides.-

Tres tipos de genes han sido identificados: μ ð κ por sus polimorfismos que alteran sus efectos agonistas. Estos tres receptores son afectados por los opioides endógenos como: endorfinas, encefalinas, endomorfinas y dinorfinas.

La densidad de estos receptores varía de acuerdo a la parte del SNC (Sistema Nervioso Central) estudiada sobretodo en el cuerno dorsal de la médula, el tronco cerebral, el tálamo y la corteza cerebral. En el sistema límbico juegan un papel crucial en los centros cerebrales del placer. Fig. Nº2.

La heroína es un éster de la morfina o diacetilmorfina. Que fue sintetizada por Alder Wright en 1874.

Ejemplos de alcaloides semisintéticos derivados son:

➤ La morfina (MS contin-Roxanol)
➤ La buprenorfina (Suboxone-Subotex-Butrans)
➤ La hidromorfona (Dilaudid-Exalgo)
➤ La Oxicodona (Percocet+acetomenofina)
➤ La Hydrocodona (Vicoden+acetomonofina)
➤ Fentanil
➤ Meperidina (Demerol)
➤ Propoxifene (Darvocet + acetaminofena)
➤ Metadona (Dolophine)
➤ LAAM (Acetato deLevometadil)
➤ Benzomorfan (derivado del dextrometorfan)
➤ Pentazocine (Talwin-agonista/antagonista)
➤ Deprivan (Propofol)
➤ Brevital (metohexital)
➤ Tramadol (Ultram)

Antagonistas Opiáceos:

➤ Naltrexone (ReVia)
➤ Naloxone (Narcan)

CESAR A. FABIANI, MD

El efecto más importante de los opiáceos es la analgesia, disminuye la percepción, la reacción y aumenta la tolerancia al dolor. Efectos secundarios comunes son la constipación, la sedación, depresión respiratoria y una fuerte euforia.

Los componentes comunes del opio son; morfina, codeína y tebaína. La morfina constituye un 10 % del opio y la codeína se puede obtener directamente del opio.

El efecto gastrointestinal más importante es la disminución de la motilidad digestiva. La morfina y la mayoría del los agonistas al receptor μ causan miosis y depresión respiratoria, que es la causa mas frecuente de muerte por sobredosis. Después de una inyección intravenosa de opio, el usuario experimenta una sensación de calentamiento o "flushing" de la piel que dura unos 45". Los sentimientos más comunes y asociados son: placer, relajación y satisfacción. Sentimientos similares a un orgasmo se reportaron en un 18 % de hombres y 10% de mujeres. Se absorben fácilmente en forma subcutánea e intramuscularmente, igualmente de la mucosa digestiva, nasal y pulmonar (inhalación nasal y fumar).

Aproximadamente el 90% de la morfina se excreta en las primeras 24 horas, pero la heroína (diacetilmorfina) es hidrolizada a morfina, produciendo efectos mas rápidos que la morfina, ya que es más soluble en lípidos y pasa la barrera de la sangre mas rápidamente.

Analgésicos opioides son medicaciones aceptadas para el tratamiento del dolor agudo y crónico causado por el cáncer y en aquellos enfermos que tienen enfermedades de orden terminal. La practica de recetar opioides para otras afecciones que causan dolor de tipo crónico moderado a severo. Tiene sus bemoles. Sin embargo el reconocimiento en este país de que muchos pacientes con síndrome dolorosos han sido poco o nada medicados (por razones que describimos líneas arriba) dio lugar a un aumento sin precedentes en la prescripción de opiáceos como analgésicos. (El péndulo de la prescripción de opiáceos se fue de un extremo a otro, hecho que fue rápidamente aprovechado por los narcotraficantes que venden ilegalmente y rapidamente estas recetas). Se debe señalar que en un estudio del año 2011 se comprobó que los síndromes dolorosos afectan a unos cien millones de Americanos. El costo que estos síndromes causan anualmente, sobretodo por la perdida de productividad, es de $ 635 millones anualmente. De hecho, la prevalencia de los síndromes dolorosos que causan dolor crónico es mayor que la prevalencia de diabetes, enfermedades cardiacas y cáncer combinados (85).

La magnitud de este problema se ilustra con las siguientes estadísticas:

- En 2009(86) se estimó que el numero de personas que abusan de este tipo de recetas fue de unos 7 millones. Mas cantidad que los que abusan de cocaína, heroína, inhalantes y alucinógenos en forma combinada.
- El numero de visitas a las salas de emergencia (87) debido al abuso no-medico de opioides aumento entre el ano 2004 y 2008 en un 111%.
- Desde 1998 hasta el 2008 el promedio del abuso de los opioides aumento en un 400%(88).
- La sobredosis causada por opioides es actualmente la segunda causa de muerte accidental, solamente superada por los accidentes de tráfico (89). Aproximadamente 35.000 anualmente.

Este aumento tan dramático en cuanto a problemas médicos causados por los opiáceos debido tanto al abuso, Adiccion,venta ilegal y sobredosis causando muerte. Llama la atención urgentemente a la prescripción de opiáceos que en forma indiscriminada contribuye a las cifras dadas líneas arribase necesita tener en enfoque de farmacovigilancia de estos medicamentos que describiremos líneas abajo.

Metadona.- Indicada sobretodo para pacientes adictos a la heroína en dosis de mantenimiento que una vez estabilizado el paciente se puede bajar a unos 20-40 mg diarios y luego la dosis se va reduciendo un 10% diario y se puede conseguir la desintoxicación total entre 5-10 días, en unos 5-10 días en el caso de la heroína y unos 14 días si se trata de metadona. Como las recaídas son frecuentes se puede extender hasta unos 6 meses. Lo más importante es la relación terapéutica con el paciente.

Clonidina.- es un Elemento alfa agonista que se usa como antihipertensivo y puede ser utilizado para la desintoxicación opiácea. Desde el año 1970 (90) se ha comprobado que suprime los síntomas del sistema nervioso autónomo del síndrome de abstinencia opiaceo. En dosis de 0.1-0.2 mg tres veces al día (hasta 0.6 mg d) por unos 10 días para la desintoxicion de heroína y unos 14 si se trata de la metadona. La sedación y la hipotensión son efectos secundarios frecuentes. No tanto si se usa la Guanfacina. En dosis de 0.03-1.5 mg diarios.

Terapia de substitucion o mantenimiento.- Se puede lograr con la metadona o la buprenorfina.Por su novedad y mayor eficacia preferimos la buprenorfina que describiremos a continuación. El medicamento que

CESAR A. FABIANI, MD

ayuda a solucionar los alarmantes problemas señalados líneas arriba es la buprenorfina.

Buprenorfina.-

Para mayores detalles voy a referir al lector al libro que considero como: "la Biblia de la Buprenorfina" (91) publicado por el departamento de salud de US.

Bupronex es la forma intramuscular de buprenorphina que desde 1990 se usa para el tratamiento de dolor crónico y extraoficialmente, se ha usado para la desintoxicación de opiáceos. La buprenorfina se aprobó por el FDA en el año 2002, en forma de píldora, ahora en forma de film en tres dosis: 2 mg-4mg y 8 mg como Subotex y Suboxone (nombres de fabrica y producidas por el laboratorio Reckitt-Benckiser) cuando se la combina con naloxone (Soboxone) 0.5 mg-1 mg y 2 mg respectivamente. Esta medida es para prevenir su Venta ilegal ya que administrada por via endovenosa la naloxona, que es un bloqueador opiáceo, es potente y desencadena un síndrome de abstinencia. Lo cual no sucede si se la administra por via sub-lingual.

A partir de Marzo de 2013, la buprenorfina se podrá recetar genéricamente y en forma de píldora. Yo personalmente prefiero recetarla en forma de film, ya que es más segura para evitar sobre-dosis accidental cuando es ingerida por niños y es de absorción más rápida sin sabor desagradable.

La desintoxicación se hace en el consultorio del médico siguiendo un protocolo explicado en la "Biblia de la Buprenorfina", dándose de unos 4-8 mg en el primer día y luego de 8-16 en el segundo, hasta un máximo de 32 mgs que es la dosis máxima. Por encima de esta dosis, la buprenorfina no produce mayor efecto, y no existe peligro de un paro respiratorio si es ingerida sola en casos de sobredosis, por tener una dosis límite y ser un agonista parcial de los receptores opiáceos μ.

La buprenorfina se fija fuertemente a estos receptores y desplaza otros opiáceos. De ahí que no se la debe administrar síno después de que estos hayan sido eliminados, a efectos de prevenir el desencadenamiento de un síndrome de abstinencia. Esto se previene cuando se la administra unas 12 a 24 horas después de haber usado opiáceos de eliminación rápida como la heroína y unas 48 horas depues de haberse usado metadona de acción mas prolongada, algo que veremos líneas abajo. Solamente, no se aconseja darla concomitantemente con las benzodiacepinas.

La desintoxicación que originalmente se administra bajo la observación del medico y en su consultorio de clínica externa, puede ser tambien suministrada con bastante éxito (92) a pacientes seleccionados en su domicilio, y bajo supervisión familiar.

Es necesario recordar que la desintoxicación por si sola, núnca es un tratamiento suficiente para la adicción. En el caso de los opiáceos debe estar acompañada de consejo especializado, con la debida asistencia de grupos de auto-ayuda. Además, debe realizarce pruebas de orina para la detección de drogas y enzimas hepáticas anuales.

Finalmente, deseo compartir con el lector la esperanza de que en unos 5 a diez años posiblemente, de la misma manera que en la administración de la naltrexona para la adicción al alcohol, la farmacogenetica pueda ayudarnos a seleccionar el paciente más adecuado a responder a la buprenorfina, ya que en el presente debemos usar la historia clínica para determinar que paciente es el más adecuado a reponder a la buprenorfina, a la metadona o a la naltrexona en el tratamiento de la adicción opiácea.

Buprenorfina y Comorbilidad Psiquiátrica.-

Este problema se resuelve fácilmente, si el medico que la administra es psiquiatra. De lo contrario, y en casos difíciles, se recomienda referirlo a un psiquiatra. De todas maneras debo señalar que la buprenorfina no tiene potencialmente muchas interacciones. Consequentemente, se puede y debe administrar en combinación con otros medicamentos psicotrópicos como excepción de las benzodiacepinas, por el potencial de sobre-dosis. apesar que esta es una contradiccion aparente una contraindicación relativa. La buprenorfina por si sola no altera el metabolismo de otras drogas, por dicha razón, en tratamientos farmacológicos combinados, la prefiero a la metadona.

En el caso de la comorbilidad con el PTSD o síndrome postraumático el protocolo con buena evidencia terapéutica es el enfoque llamado "Seeking Safety Protocol" (93).

Algunos medicamentos tienen el potencial de inhibir su metabolismo hepático al inhibir las enzimas del citocromo hepático (CYP3A4) causando cierta interacción cognoscitiva como en el caso de medicaciones para el virus del SIDA atazanavir y ritonavir (94). Lo mismo puede pasar con el antidepresivo fluvoxamina (Luvox).

CESAR A. FABIANI, MD

Debo mencionar que la Dra. Elinore F. McCance-Katz (95) explica en su comunicación con mas detalle ciertas pautas para el manejo de pacientes con co-morbilidad psiquiátrica.

Debo mencionar que la buprenorfina no es una medicación para cualquier persona adicta a los opiáceos.

Contraindicación para el uso de la Buprenorfina.-

- Pacientes embarazadas (La metadona esta indicada en estos casos, pero esto cambiara pronto y la buprenorfina también estará indicada).
- Pacientes con alto riesgo de suicidio u homicidio.
- Pacientes psicóticos, sobretodo en estado agudo.
- Comorbilidad de adicción activa a las benzodiacepinas como la alprazolam (Xanax), diazepam (Valium), etc.
- Paciente de alto riesgo para venta ilegal de opiáceos. (TABLA. Nº10.)

Desde el punto de vista farmacoquinético, como la buprenorfina tiene una vida media prolongada de mas de 48 horas, se la puede administrar dos o tres veces por semana(96), personalmente prefiero administrarla diariamente. En una dosis de mantenimiento que no debería pasar de los 16 mg diaros. Ya que con esta dosis se calcula que un 75-95% de los receptores opiáceos-μ están saturados.

- Por ultimo señalaré que existe evidencia científica de que la buprenorfina puede ser administrada por médicos de atención primaria como parte de tratamientos comunitarios con éxito en USA y otros países (97).

Recomendaciones Para Prevenir la Venta Ilegal de la Buprenorfina

- Debe usarse la preparación en forma de film, de absorción rápida y trazable al paciente destinatario de origen por el numero que esta grabado en las bolsitas de dispenso
- Educar a los pacientes en cuanto al riesgo de exposición accidental por parte de niños y tenerla en lugar seguro y bajo llave.

- Prevenir la practica de recetarla superficialmente sin seguir principios de farmacovigilancia que describiré luego.
- Recetarla en forma integral y responsable.
- Implementar REMS. (ver abajo) Manteniendo una actitud responsable y de supervisión constante.
- No recetarla a pacientes de alto riego de diversión. (TABLA Nº 10.)

Riesgo de diversion. Tabla Nº 10.-

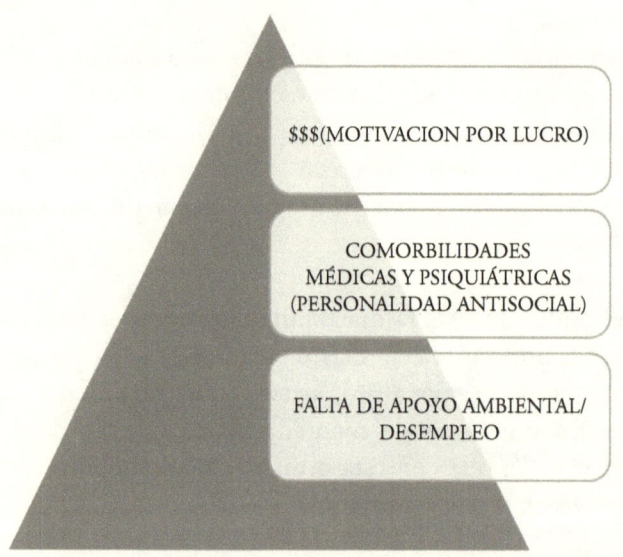

Recomendaciones para Terminar el Tratamiento con Buprenorfina.

De acuerdo al Dr. Pinciotti (98), habrían cinco grupos de pacientes al respecto:

- Algunos pacientes usan la buprenorfina por un periodo mínimo de 6-12 meses, luego de los cuales disminuyen la dosis gradualmente y la discontinúan.
- Otros que luego de 6-12 meses disminuyen la dosis al mínimo: 2-4 mg y deciden permanecer en esta dosis de mantenimiento para prevenir recaídas.
- Pacientes que tienen como comorbilidad medica un desorden doloroso crónico. Quienes notan que al disminuir la dosis el dolor

aumenta. Deciden permanecer en esta medicación para tratarse simultáneamente el síndrome doloroso.

- Pacientes que son adictos crónicos y que por años han causado cierto daño a sus receptores cerebrales o bien nacieron con deficiencia de endorfinas y se estaban auto-medicando con la droga equivocada. Deciden al igual que en el segundo caso permanecer en dosis bajas de mantenimiento.
- Finalmente pacientes con comorbilidad psiquiátrica. Que al disminuir la dosis notan el riesgo de recaer o los síntomas de la comorbilidad psiquiátrica se exacerban: ADHD, Desordenes ansioso/depresivos, bipolares etc.

Farmacovigilancia.-

Se refiere a una serle de procedimientos encaminados a alcanzar un balance adecuado entre el alivio del dolor y la disminución de los riesgos de venta ilegal de los opioides. En este sentido recomiendo al médico, que observe las recomendaciones impartidas por el FDA, a través de la publicación de sus estrategias dirigidas a evaluar y mitigar estos riesgos (REMS: Risk Evaluation and Mitigation Strategies-2012) (99) que a su vez, son recomendaciones para la prescripción de opioides analgésicos de acción prolongada.

Diferencia entre el síndrome doloroso crónico y la adicción a los opiáceos. Tabla N° 11.-

Paciente: Sindrome Doloroso Crónico	Paciente: Addicto a Opiáceos
☐ Medicacion mejora la calidad de vida.	☐ La medicacion le empeora el funcionamineto social.Pierde el control del uso de la medicacion.
☐ Paciente dispuesto a bajar la dosis, le quedan dosis anteriores.	☐ Siempre con excusas para aumentar la dosis.A pesar de consecuencias negativas
☐ Paciente sigue el contrato de uso de medicacion.	☐ No sigue el contrato de uso de medicacion

Luego debe saberse diferenciar un paciente con dolor crónico, del paciente adicto a los opiáceos. Fundamentalmente la existencia de las 3

Ce's en la persona adicta. Igualmente revisar periódicamente *contratos firmados por el paciente*, fundamentalmente recordándole de no venderla ilegalmente y aumentar la responsabilidad que el paciente tiene en cuidar su salud.

Igualmente mencionare un libro publicado en el 2009 (100), que señala ciertas pautas para la prescricion de opiáceos, aunque la buprenorfina no esta mencionada en este librito.

La Federacion de Medical State Boards que estableció unas pautas modelo en el 2011 (101). Debe considerarse el denominado PDMPs (Prescripcion Drug Monitoring Program ("programa de monitoreo en la prescripcion de drogas"), usando computadoras para monitorear el abuso de farmacias o visitas a multiples médicos: "doctor shopping". Que posiblemente sea parte próxima del requerimiento para que los médicos renueven su licencia.

Para mayores detalles, refiero al lector al manual editado por el Commonwealth de Pensilvania para la renovación de la licencia de médicos 2012-2013."Buenas practicas para la prescripción de Opioides en pacientes con dolor crónico y no carcinógeno"(102).

Puntos Claves:

➢ **Prevención Primaria.-**

Significa EDUCACIÓN de nuestros pacientes y profesionales, para evitar la adicción en las personas de alto riego y propensas a desarrollar esta adicción. Especialmente entre aquellas que tienen historia familiar y/o personal de adicción.

➢ **Prevención Secundaria:**

Como ya he revisado el papel importante que la metadona juega, me limitaré a describir el papel de la Buprenorfina.

- La Buprenorfina está convirtienda en la medicación más usada para la desintoxicación de la adicción a los opiáceos. Su administración oscila entre dosis que van de 8 a 32 mgs que en el lapso de 5 días, gradualmente se van reduciendo a 2 mgs, hasta discontinuarla.
- Mantenimiento con buprenorfina:

Los tipos de pacientes que se benefician de ésta son dos:

a) Pacientes que tienen bastante apoyo en su medio ambiente, son por lo general empleados, motivados y tienen esta adicción por más de dos años. Cuando tratan de disminuir la dosis a la mitad por ejemplo: de 8 mgs. a 4 ó de 4 a 2mgs.,experimentan intensos deseos de usar opiáceos.

b) Pacientes que tienen asociadas comorbilidades de dolor crónico y psiquiátrico, como depresión mayor o desordenes bipolares que, cuando discontinúan la buprenorfina, experimentan un aumento serio del dolor o de los síntomas psiquiátricos y consecuentemente, están en alto riesgo de recaer en el uso deopioides.

> **Prevención Terciaria:**

Medicación +Asistencia a grupos de auto-ayuda AA/CA/NA+ y práctica de prevención de la recaída.

Resumen.-

En cuanto a los diferentes grupos de pacientes adictos a los opiáceos y farmacología, recomendamos lo siguiente:

- Uso de naltrexone oral o intramuscular, en pacientes altamente motivados, por lo general pacientes que trabajan en el campo de la salud como médicos, enfermeras etc.
- Metadona: Para pacientes adictos a la heroína y desocupados con comorbilidad de rasgos antisociales frecuentes.
- Buprenorfina para pacientes adictos a pastillas para el dolor. Por lo general con buen tipo de apoyo en su medio-ambiente y comorbilidades de dolor crónico o psiquiátricas importantes. No indicada para pacientes con mediano o alto riesgo de suicidio o psicóticos. Tampoco esta indicada para aquellos que tienen una adicción activa a las benzodiacepinas como el Xanax (Alprazolam).

La buprenorfina se puede combinar con la mayoría de los medicamentos psicotrópicos. (TABLA N°12)

Combinación Terapéutica: Buprenorfina/Otros Psicofármacos. Tabla N° 12.-

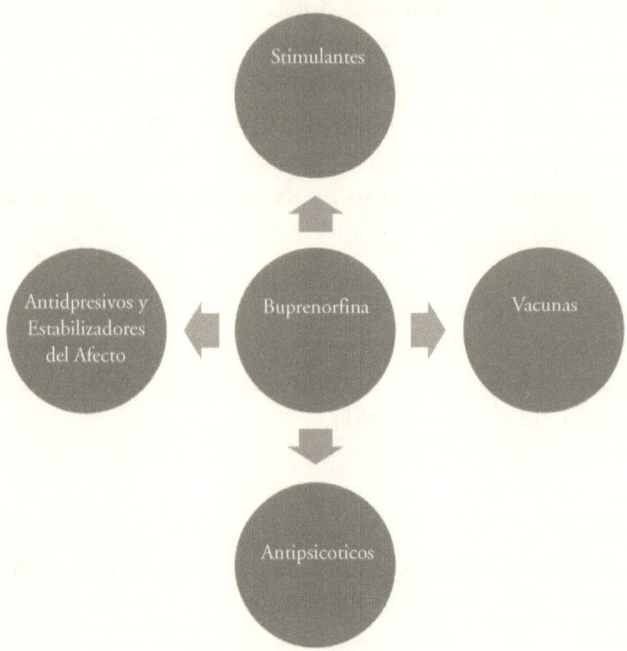

Finalmente, voy a mencionar que no podría estar mas de acuerdo con un artículo reciente (103) que promueve la naciente tendencia que en muchos casos de comorbilidad de adicciones con otros desordenes psiquiátricos se requiera de como *denomino "farmacología simultanea" o combinaciones farmacológicas.* El Articulo dice: Hemos identificado investigaciones científicas que soportan la *combinación de dos tipos de farmacoterapia, una para los desordenes del afecto y otra para las adicciones.* Pensamos que este enfoque será un modelo futuro que requiere de mayor investigación. La curiosidad científica recién empieza en esta área tan descuidada de la farmacología. El desafío del futuro será la identificación del mejor modelo terapéutico para el tratamiento de las comorbilidades de adicciones y otros desordenes psiquiátricos"

CESAR A. FABIANI, MD

La Dra.Nora Volkov en su presentación en la 166 reunión anual de la APA,en SanFranciso,Mayo 20,2013 titulada: "Desordenes por el Uso de Substancias:Nuevos Hallazgos y Oportunidades Terapeuticas" manifestó la importancia de saber prescribir estimulantes para el tratamiento de la comorbilidad de atención deficitaria.Estimulanto la precorteza cerebral se permite el uso de la psicoterapia.Y luego la importancia de saber combinar medicaciones para tratar adicciones con comorbilidad psiquiátrica.

¿QUE LECCIONES PODEMOS APRENDER DE LA NUEVA LEY DE DROGAS EN PORTUGAL?

"Uno no puede dirigir el viento…, pero si,
se pueden ajustar las velas"
—Proverbio coloquial

EL PORTUGAL ES la nación del continente europeo, situada en su extremo oeste. Aparentemente es la nación europea más antigua, que se estableció en 1139, (104) como un reino independiente.

En este país pionero se estableció una nueva ley de drogas que está revolucionando al mundo. En 2001 se des-criminalizó la posesión de drogas, haciéndose legal el uso de la marihuana, cocaína, heroína, LSD. (Mientras la posesión de estas drogas es legal, su tráfico y posesión, por un valor mayor que el necesario para su consumo en diez días, es ilegal), y puede ser castigado con la cárcel si es necesario. De modo que actualmente, el Portugal tiene la ley de drogas más liberal del mundo.

El conocimiento exacto y la magnitud del problema de las drogas en Portugal no se conoce con certeza, sin embargo, uno de los objetivos más importantes del Instituto Portugués de Drogas es el de racionalizar los recursos en esta área, que se encuentran depositados en un nuevo centro de información sobre la adicción a las drogas. La información que existía en 1998 reveló que la droga que mas daño causó a Portugal fue la heroína, responsable de la mayoría de los casos de SIDA; del desempleo de numerosos adictos; intervenciones policiales en contra de los adictos que rompen la ley; responsable de la mayoría de las detenciones efectuadas, y del número creciente de sobredosis.

La nueva ley de Portugal (105-106) ilumina y favorece una intervención directa a la salud pública sobre la criminalización del adicto. Fue en 2001, que el gobierno socialista del Portugal tipificó el problema de la posesión de drogas en una "ofensa administrativa" enviando a los que caían por posesión de drogas para uso personal, en cantidades mayores a las establecidas líneas arriba, a un "Comité de Discusión" en lugar de "procesarlos como criminales".

Tratándose de la primera falta cometida, el individuo recibe una amonestación. Como consecuencia de este cambio, se observó que un número mayor de personas desean ser tratadas. Entre 1998 y 2008, se incrementó sustancialmente el número de personas que están recibiendo tratamiento en Portugal, de 23.654 a 38.532. De la misma forma y en el mismo periodo de tiempo, el número de casos de SIDA disminuyó de 907 a 267 pacientes. Inicialmente Portugal, y así lo estableció la Dra. Fátima Triguieros, tuvo el miedo de que esta nueva ley incremente el número de personas adictas y convierta al Portugal en un paraíso para los adictos y que muchos de ellos inundaran el Portugal. Sin embargo, ello no ha sucedido. El adicto que temía ser encarcelado anteriormente, ahora es llevado a un comité de disuasión en el plazo de 72 horas.

En 1999, 37 % de las personas adictas a la heroína estaban recibiendo metadona, diez años después, el número ha saltado a un 67 %. El número de personas encarceladas disminuyó en un 44% del año 2000, a un 21% en el año 2005. De acuerdo a la Dra. Elisabete Moutinho, que trabaja como psicóloga clínica en uno de los programas de alcance comunitarios fundados por el Ministerio de Salud del Portugal, éste es un programa cuya política es la reducción del daño que las drogas causan: "Nosotros no estamos aquí para castigar. Esta es una iniciativa puramente de salud pública. Queremos que las personas que se encuentren en este predicamento, no sientan miedo y que nos pidan ayuda, si la necesitan. Ellas no adquieren el SIDA o hepatitis por una aguja sucia. Ellas no son más maltratadas o golpeadas por pandillas o puestas en la cárcel. *No hay corrupción policiaca porque no hay de donde hacerse rico.* Este es un programa que reduce el daño, no veo otra solución mejor".

Actualmente en Portugal, un 90% de los costos están dirigidos al tratamiento y no al castigo. De la misma forma, un médico miembro del programa de alcance comunitario, que en una camioneta suministra metadona a 600 personas diariamente, manifestó: "Pienso que lo más difícil es reconocer la realidad. Estas personas viven en un mundo real. Sé lo feo que es, lo que hay al otro lado. Quien sabe reconocemos nuestras fallas a nivel nacional. Pero prefiero algo de esperanza con cierta probabilidad de éxito, a una promesa que va al fracaso".

Si ésta experiencia portuguesa da resultado y es la correcta (que no es siempre fácil de replicar en otros países con distinta cultura) ¿Cual seria su repercusión a nivel internacional?

En este sentido debo añadir que en USA hay dos estados; Colorado y Washington en los cuales la marijuana será legal. En Seattle Randy Simmons(107) es la persona responsable de este hecho tan importante históricamente. Es posible que para el primero de Diciembre de 2013, en esta ciudad se pueda comprar legalmente marijuana. Esta será tratada como el alcohol "Una substancia que todo adulto debera saber usar responsablemente". El añade: "No importa que producto se esta reglamentando ya sea alcohol o marijuana. Debe recordarse la misión fundamental de esta agencia (Washington State Liquor Control Board) esta misión es, la seguridad publica"

En vista de esta posibilidad debemos volver a analizar cuan correcta es la política de "Guerra contra las drogas" un informe del año 2009, reportó que esta guerra es ineficaz y muy costosa. Basta ver lo que pasó el año pasado en México, donde mas de 50.000 personas han sido asesinadas en esta guerra, ganada momentáneamente por los narcotraficantes.

Resumen.-

- El Portugal es un país pionero en la des-criminalización del uso de drogas, mediante una novedosa ley promulgada en el año 2001.
- Como consecuencia de esta nueva ley, el número de personas buscando tratamiento por adicción a la heroína se ha incrementado y ha disminuido ostensiblemente el estigma hacia ésta.
- Otra consecuencia positiva de esta ley es, que también ha disminuido el número de personas con SIDA.
- La criminalidad y el narcotráfico también disminuyeron. Ahora el gobierno tiene más dinero para tratar y no castigar.

LA PELÍCULA "EL VUELO"

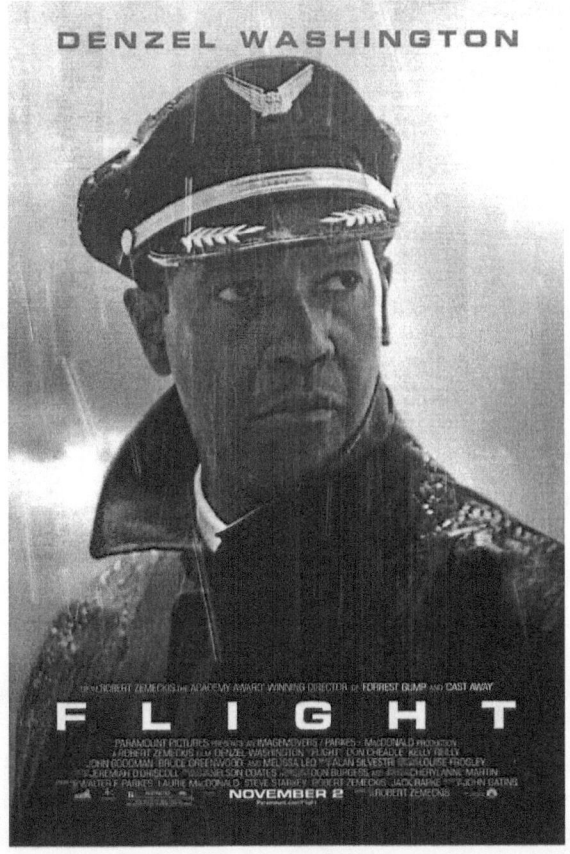

(propiedad del autor)

"Rendirse para ganar"
Un slogan de Alcohólicos Anónimos.

VOY A CONCLUIR este libro compartiendo con el lector una película esplendida que vi el 3 de Noviembre del 2012,que se titula "EL VUELO". La película está protagonizada por el famoso actor Denzel Washington, quien representa la "liberación de la adicción", con una habilidad didáctica muy superior a la que yo quizás, nunca pudiese impartir.

Él encarna el papel de un aviador adicto al alcohol y la cocaína, quien mediante una maniobra milagrosa, volando en forma invertida un avión defectuoso, salva la vida de 96 de los 100 pasajeros y 3 de los cinco tripulantes. Este vuelo increíble y "al revés" no puede ser duplicado y ejecutado en un simulador de vuelo, por ningún otro aviador, así sea el mejor. Sin embargo, pese a su extraordinaria y excelente habilidad como piloto y, cuando está a punto de obtener una absolución total de una corte federal, por severos cargos de asesinato involuntario y por haber piloteado un avión en estado de intoxicación alcohólica, lo que amerita una pena de prisión perpetua. Al finalizar el film, el experto aviador cansado con su impostura y su mentir cotidiano, propio de un individuo adicto al alcohol y a la cocaína, experimenta de pronto que ya no siente el estigma; que no necesita decir más mentiras. Está cansado de mentir toda su vida y, a sabiendas que perderá su licencia de pilotaje y será encarcelado de por vida, decide confesar: "Es justo, debo confesar que soy un adicto al alcohol, estuve intoxicado bajo su influencia cuando piloteaba el avión que se estrelló, es más, estoy intoxicado en este momento".

Una vez sentenciado y en la cárcel manifiesta: "Puede sonar algo estúpido lo que voy a decir: "desde la cárcel, estando preso como estoy, por primera vez en mi vida me siento realmente LIBRE". Esta libertad que es única e indescriptible, cuando un individuo adicto al alcohol deja de beber definitivamente.

Como un último episodio de intoxicación y borrachera que interpreta magistralmente, el actor, éste muestra magistralmente su pérdida de control, al beber compulsivamente. Mientras espera el juicio que se reiniciará al día siguiente, noche antes, encuentra en el cuarto de hotel contiguo al suyo un pequeño refrigerador lleno de botellas de vino que las bebe total y compulsivamente y, a pesar de las consecuencias negativas que dicha actitud pueda acarrearle, ya que debe enfrentarse con la Corte Federal a primeras horas de la mañana, las 3 Ces de la adicción están todas presentes.

Al final de la película, una nueva vida de libertad emocional se abre para él. Mientras está en la cárcel, su hijo va a visitarlo y entrevistarlo con el proyecto de un ensayo para ser admitido en la Universidad, y le dice: "Mi consejero me ha pedido que escriba un ensayo como solicitud de

CESAR A. FABIANI, MD

admisión, al que lo he titulado: "La entrevista a la persona más fascinante que nunca conocí"

- Padre ¿quien eres tú?
- El le responde: "es una pregunta muy buena...". ¡Por fin un hombre sin estigma y libre de su adicción!

REFERENCIAS BIBLIOGRÁFICAS

Veanse ls referencias (Notes) en la edicion en Inlges.